つねに満員・キャンセル待ちの
大人気セミナーが目の前で始まる!

WCCMの
コメディカルによる
コメディカルのための
「PCIを知る。」セミナー

編著 西日本コメディカルカテーテルミーティング

MC メディカ出版

発刊にあたり

　西日本コメディカルカテーテルミーティング（WCCM）は、京都大学大学院医学研究科循環器内科学教授 木村剛先生を顧問として2010年6月に発足しました。これまでに延べ4,000人の方々にご参加いただき、毎回、大盛況となっています。これも、参加してくださった方々をはじめ、スタッフ、ご協力いただいた企業の皆さまのお陰と感謝しています。また、事前登録の段階で満席となり、申し込みができなかった皆さまには心よりお詫び申し上げます。

　今回の書籍刊行に向けては、参加いただいた方々から「講演内容をもっと詳しく知りたい」との嬉しい要望を数多くいただき、スタッフ一同で議論し、今までにない"コメディカルによるコメディカルのためのWCCMらしいカテーテルの本"を作ろうと取り組んできました。WCCMは、循環器に携わる多職種のコメディカルが、職種や地域を超えて幅広く知識を習得し、患者本位のチーム医療の向上がコメディカルの力でできないかと考え発足した会です。当時、コメディカルのみで開催している会は数少なく、手探りで始めました。医師のみで治療を行っているのではなく、コメディカルの力で1人でも多くの循環器疾患患者を治療できないか、コメディカル同士が情報を共有することにより西日本の医療の向上に繋がらないか、と熱い思いをもったスタッフたちが集まり活発なディスカッションを繰り返してきました。この熱い思いが今回の書籍になったと言っても過言ではありません。本書には至らない点も数多くあると思いますが、少しでも皆さまの日常業務の参考になれば幸いです。また、今後のWCCMにもご参加いただき、ご意見やアドバイスをいただきたいと思います。

　本書が皆さまの活発なディスカッションや、他職種、他施設を知る一つのきっかけになれば幸いです。

2016年10月

公益財団法人大原記念倉敷中央医療機構
倉敷中央病院 臨床検査技術部
WCCM代表世話人

清水速人

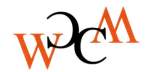

WCCMの
コメディカルによるコメディカルのための
「PCIを知る。」セミナー
CONTENTS

発刊にあたり … 3
WCCM … 8
執筆者一覧 … 9
WEB動画の視聴方法 … 10

LECTURE 1
基礎を知る。

❶ やっぱりこれから！ 冠動脈の解剖 … 12
❷ これがみられなければはじまらない！ 冠動脈造影 … 23
❸ 何が起こってるの？ 動脈硬化のできかた … 33
❹ 虚血性心疾患の分類 … 37
❺ 心臓は全身に血液を届けます！ 血行動態 … 44

LECTURE 2
心電図を知る。

❶ ここからはじめよう心電図の基礎 … 52
❷ 何が起こってるの？ 波形でみる心筋の状態 … 61
❸ 心臓がいっぱいいっぱい。危険な不整脈 … 68

LECTURE 3
PCIを知る。

1. 穿刺部位と止血方法を理解しよう！……………………………… 86
2. どんなデバイスがありますか？…………………………………… 88
3. デバイスをより詳しく………………………………………………… 99
4. カテーテル室で出会う薬剤………………………………………… 105

LECTURE 4
画像モダリティを知る。

1. 波形と数値で診断FFR……………………………………………… 112
2. 今や必須？IVUS…………………………………………………… 115
3. くっきり見える！OCT／OFDI……………………………………… 131

LECTURE 5
補助循環を知る。

1. いざというときの頼みの綱、IABP………………………………… 144
2. 救命！PCPS………………………………………………………… 152

LECTURE 6
合併症を知る。

1. 冠動脈穿孔 ……………………………………………………………… 162
2. 冠動脈内空気塞栓からの冠血流低下による心室細動 ………… 170
3. PCI中に発生した大動脈弁逆流によるショック症例 …………… 172
4. いつでもモニタリングを ………………………………………………… 174

LECTURE 7
実録!
PCIの一症例 …………………… 183

LECTURE 8
略語集 ……………………………… 189

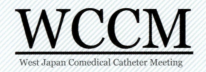

　西日本コメディカルカテーテルミーティング（WCCM）は、心臓カテーテルに関わる全てのコメディカルスタッフのために情報を提供することを目的として2010年に発足しました。年明けに京都、初夏の頃に岡山、そして秋に福岡と年に3回のセミナーを開催しています。毎回200名近い参加者で満員御礼となりますので事前登録制をとっています。内容は心電図から補助循環までを網羅した基礎講座、他施設の心臓カテーテル風景を解説付きで見ることができるビデオセッション、そしてランチョンセミナーにスイーツセッションと知識もお腹も満たすことができます。リピーターも多く「来てよかった」そう思っていただけるセミナーです。

　　　　e-mail : wccm-office@freeml.com
　　　　URL : http://wccm.luna.bindsite.jp/

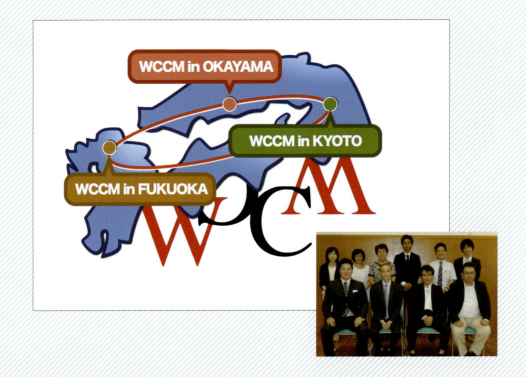

執筆者一覧

清水速人

公益財団法人大原記念倉敷中央医療機構
倉敷中央病院 臨床検査技術部
WCCM 代表世話人

赤松俊二

滋賀県立成人病センター
臨床工学部
WCCM 副代表世話人

太田悦雄

医療法人永井病院
WCCM 世話人

野崎暢仁

医療法人新生会
総合病院高の原中央病院 臨床工学科
WCCM 世話人

川村幸士

医療法人同仁会（社団）
京都九条病院
WCCM 世話人

徳永政敬

医療法人愛心会
東宝塚さとう病院 臨床工学室
WCCM 世話人

山中貴仁

社会医療法人池友会
福岡和白病院 臨床工学科
WCCM 世話人

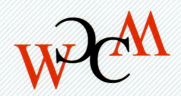

WEB動画の視聴方法

WEBページにて「LECTURE7 実録！PCIの一症例」の動画を視聴できます。以下の手順でアクセスしてください。

■**メディカID（旧メディカパスポート）未登録の場合**
メディカ出版コンテンツサービスサイト「ログイン」ページにアクセスし、「初めての方」から会員登録（無料）を行った後、下記の手順にお進みください。

https://database.medica.co.jp/login/

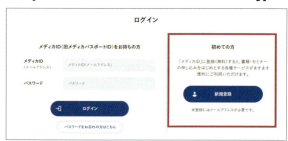

■**メディカID（旧メディカパスポート）ご登録済の場合**
①メディカ出版コンテンツサービスサイト「マイページ」にアクセスし、メディカIDでログイン後、下記のロック解除キーを入力し「送信」ボタンを押してください。

https://database.medica.co.jp/mypage/

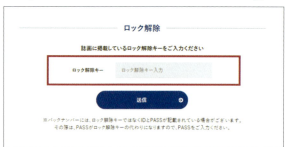

②送信すると、「ロックが解除されました」と表示が出ます。「動画」ボタンを押して、一覧表示へ移動してください。
③視聴したい動画のサムネイルを押して動画を再生してください。

ロック解除キー　　WCCMPci

＊WEBページのロック解除キーは本書発行日（最新のもの）より3年間有効です。有効期間終了後、本サービスは読者に通知なく休止もしくは終了する場合があります。
＊ロック解除キーおよびメディカID・パスワードの、第三者への譲渡、売買、承継、貸与、開示、漏洩にはご注意ください。
＊図書館での貸し出しの場合、閲覧に要するメディカID登録は、利用者個人が行ってください（貸し出し者による取得・配布は不可）。
＊PC（Windows / Macintosh）、スマートフォン・タブレット端末（iOS / Android）で閲覧いただけます。推奨環境の詳細につきましては、メディカ出版コンテンツサービスサイト「よくあるご質問」ページをご参照ください。

LECTURE 1
基礎を知る。

❶ やっぱりこれから！冠動脈の解剖
演者：野崎暢仁

❷ これがみられなければはじまらない！冠動脈造影
演者：山中貴仁

❸ 何が起こってるの？動脈硬化のできかた
演者：野崎暢仁

❹ 虚血性心疾患の分類
演者：清水速人

❺ 心臓は全身に血液を届けます！血行動態
演者：川村幸士

SLIDE 1

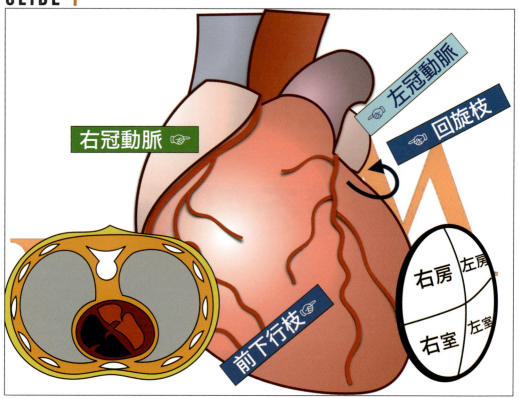

　心臓は胸骨の内側、縦隔内で肺に包み守られるようにして収まっています。心臓は胸郭の真ん中やや左側に位置します。正面から心臓を見ると4つの部屋が真正面に見えるのではなく、少し左房、左室が奥に傾いており右房、右室が正面に見える形になっています。心臓の右側には右冠動脈、左側には左冠動脈の前下行枝が見えています。大きく分けて3本の冠動脈が存在しますが、その1本は心臓前側を下る前下行枝です。この前下行枝は前室間溝を走行しています。この前下行枝は3本の冠動脈のなかで一番栄養範囲が大きく心臓の動きにとって大変重要な血管となります。

WORD

▶縦隔：肺と胸椎・胸骨に囲まれた頚部から横隔膜までの部分のこと。
▶間溝：心臓の心房と心室および左右の心室を冠状に走る溝が存在する。これを冠状溝と呼ぶ。心臓前面を縦に走る前室間溝と後面を走る後室間溝がある。それぞれの冠動脈はこの間溝を走行する。
▶右冠動脈 (right coronary artery : RCA)
▶左冠動脈 (left coronary artery : LCA)
▶左冠動脈主幹部 (left main trunk : LMT)
▶左前下行枝 (left anterior descending artery : LAD)
▶左回旋枝 (left circumflex artery : LCX)

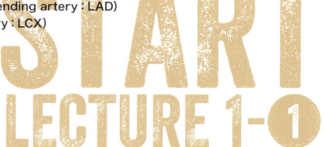

SLIDE 2

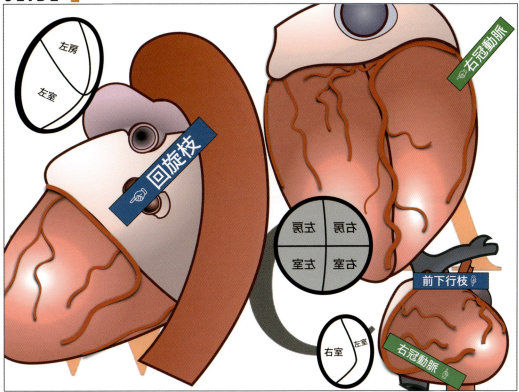

　もう1本の左冠動脈は前下行枝の直角方向から心臓の後面（後壁）をグルっと旋回するような形で走行しています。この枝を、これもその名の通り旋回する枝で回旋枝といいます。回旋枝は左心耳の下の左房室間溝を通り、旋回途中に側壁を栄養するべく枝を出しながら、後壁から下壁を栄養する右冠動脈の末端部分へ近付いていきます。

　右冠動脈は心臓の右側、右房と右室の間の房室間溝を走行しています。グルっと後ろ側に回って心臓の下側（下壁）まで、心臓心尖部まで到達します。下側を通るときには右室と左室の間を流れることになります。

　心臓の下、先端部分心尖部を見てみましょう。前を下ってくる前下行枝はイラストの上側で先端に向かって伸びているのがわかります。それに対して後ろを下っているのが右冠動脈の末端部分である後下行枝（PD）です。この枝も心臓の先端部分に向かって伸びているのがわかります。つまりどちらも心尖部を養おうとしているのです。どちらが心尖部を養うかは個人によって違いがありますが、半数以上の人が前下行枝が心尖部を越えて後ろ側まで長く伸びているといわれています。

SLIDE 3

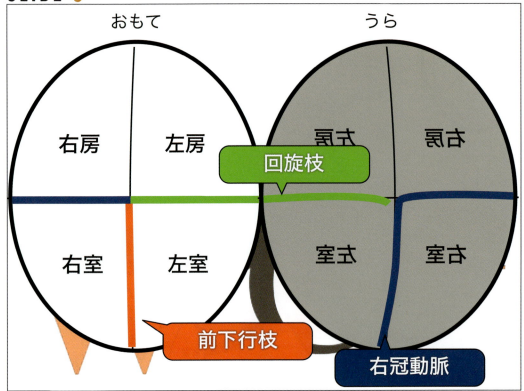

　冠動脈は心臓の4つの部屋の間を走行する大きな血管があり、心臓の隅々まで血液を流しています。それぞれがぶつかり合う血管がどこまで伸びているかは、個人差があり人それぞれです。前下行枝は左室全体の約5割を養っており、大変大きな領域を養っています。回旋枝は約2割、右冠動脈は約3割を養っているといわれています。短い血管のことを低形成性（hypoplasty）といい"ハイポ"とよく呼ばれます。よく耳にするのは「右がハイポで回旋枝が大きい」、つまり「右冠動脈が低形成性であり、その分、左冠動脈の回旋枝が大きく本来は右冠動脈が栄養する範囲まで養っている」ということです。実は筆者もその一人です。もちろんそれでも元気に心臓は動いています。ただし、PCIが必要となった場合は考慮する必要があります。たとえば回旋枝に75％の狭窄があったとします。右冠動脈が低形成性の場合、回旋枝の灌流範囲が大きいだけに、その75％の狭窄は心筋に大きなダメージを与えることがあります。

WORD
▶クラックス (crux)
左右の房室間溝と後心室間溝が交わる部分のことをさす。心十字と呼ばれることもある。

SLIDE 4

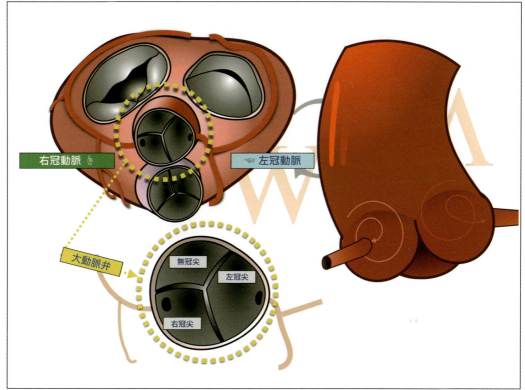

　左右の冠動脈は大動脈弁の弁尖から派生しています。大動脈弁は3つの弁尖からできており、それぞれ右冠尖、左冠尖、無冠尖と名付けられています。右冠尖からは右冠動脈、左冠尖からは左冠動脈が派生しています。弁尖はカップ状の形をしています。冠動脈への血流は心臓から拍出された血液が弁尖で渦を巻き流れていきます。前下行枝は近位部ほど拡張期に血液が流れやすく、末梢側になるほど収縮期にも血液が流れやすくなります。右冠動脈は収縮期と拡張期はほぼ同じくらいの血液が流れます。回旋枝は左室側を走行しているか左房側（左房室の境界）を走行しているかにより血流パターンは変わってきます。左室側を走行している場合は前下行枝のパターン、左房側の場合は右冠動脈のパターンで血液が流れていきます。

SLIDE 5

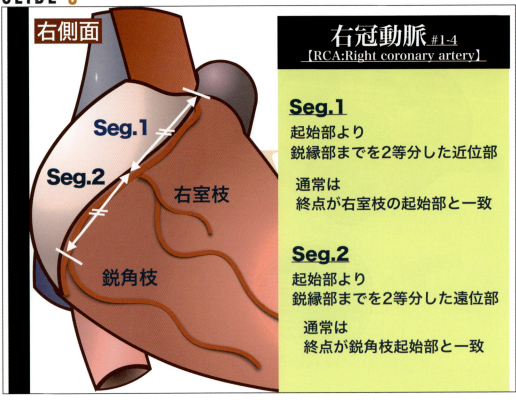

右冠動脈には1～4番まで番号が付いています。seg.1は右冠動脈のスタート地点である起始部から鋭縁部までを2等分した近位部（proximal：プロキシマル）側となります。鋭縁部とは心臓の壁のうちクルッと角度がついている部分であり、血管が折れ曲がるような動きをする部分（ヒンジポイント）のことです。通常はseg.1の遠位部（distal：ディスタル）は、右室枝と一致させて割り振りすることが多いので、右室枝を目印にするといいでしょう。また、通常側枝の第1枝目は円錐枝であり、30～40％は右冠動脈とは別の入口部から派生しているといわれています。seg.2はseg.1の終点から鋭縁部までとなっています。目印は鋭角枝（鋭縁枝ともいう）と呼ばれる右室の側面と下部の間を栄養している血管になります。

WORD
▶円錐枝（conus branch）
▶右室枝（right ventricular branch）
▶鋭角枝（acute marginal branch）

TIPS
冠動脈にはそれぞれ番号が割り振られている。記載する場合は番号の前に"seg.（segment：セグメント）"であったり"#"が付けられる場合が多い。

SLIDE 6

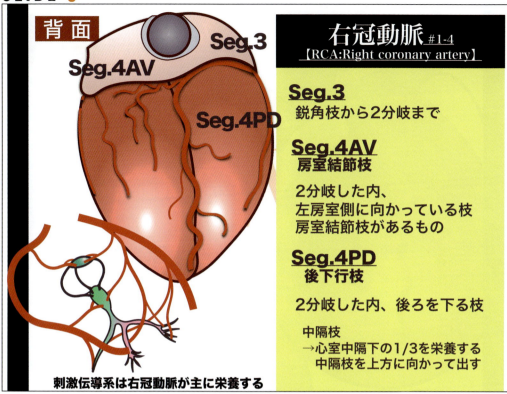

　seg.3 は seg.2 の終点である鋭角枝から二股に分かれる部分までになります。特に大きな側枝はないことが多いため、冠動脈造影でも側枝が写らないことが多いです。この seg.3 の終点が右房と右室の間を通る終点であり、すぐ先には左室が待ち構えています。

　seg.4 は二股に分かれており、そのうち 1 本を seg.4AV と呼びます。その名の通り房室結節を主に養っています。

　もう 1 本は seg.4PD と呼びます。その名の通り心臓の後ろを下る枝で心臓心尖部まで伸びています。この枝からは心室中隔を養う中隔枝が派生しており、心室中隔の約 3 分の 1 を栄養しています。

　右の冠動脈には洞結節に栄養を送る洞結節枝、房室結節に栄養を送る房室結節枝があります。洞結節には右の冠動脈から約 60％、回旋枝から 40％、房室結節には右の冠動脈から約 90％、回旋枝から 10％が支配しているとされています。右冠動脈の合併症として広く徐脈性の不整脈が関与することがわかります。また、房室結節枝は seg.4AV より、洞結節枝は seg.1 より出ていることより、seg.2 以降の閉塞では房室ブロック、seg.1 の閉塞では洞房ブロックの危険性があることを認識してください。また、刺激伝導系は回旋枝からも栄養が来ているため、ブロックが起こっていなくても右冠動脈が閉塞している可能性があることも知っておいてください。

WORD
▶ seg.4AV (atrio-ventricular node artery：房室結節枝)
▶ seg.4PD (posterior descending artery：後下行枝)

SLIDE 7

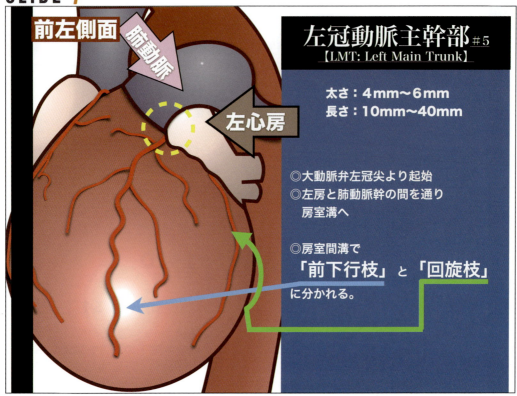

　左冠動脈の入口部は左主幹部であり LMT（left main trunk）と呼ばれ、番号は seg.5 です。左冠動脈洞の上部より起始していて、左房と肺動脈幹の間を通り房室間溝へ進んでいきます。太さは 4 〜 6㎜ と冠動脈のなかで最も太いことが多く、長さは 10 〜 40㎜ 程度であります。なかには長さが 5㎜ 以下と短い人もいます。この短い LMT のことをショートメイントランク（short main trunk）と呼ばれ、時には冠動脈の入口部正面から見ると、すぐそこに 2 本の冠動脈が並んだ穴のように見えることから"豚鼻"と呼ばれたり"ダブルオリファイス"と呼ばれたりもします。

　房室間溝に到達した LMT はここで前下行枝と回旋枝に分かれます。2 本の冠動脈の根元になるため最も重要な部分になります。

WORD
▶ seg.5（left main trunk：LMT）

SLIDE 8

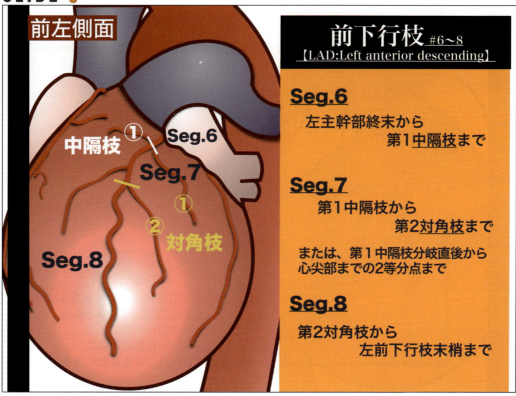

　LMTから分かれた1本である前下行枝（left anterior descending：LAD）は、seg.6からseg.8までの番号が付いています。seg.6はLMTの終点から第1中隔枝（次項参照）までを指します。その次はseg.7でseg.6の終点から第2対角枝（次項参照）までを指します。もし、第2対角枝が冠動脈造影（coronary angiography：CAG）で確認できない場合は、seg.6の終点から前下行枝の心尖部までの中点とします。seg.6の終点が中隔枝であるのに対して、seg.7の終点は対角枝になるので注意したいところです。seg.8はseg.7の終点から前下行枝の終点までとなります。

WORD
▶対角枝（diagonal branch）

SLIDE 9

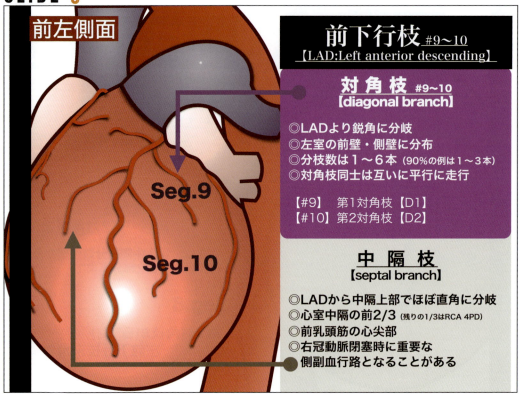

　前下行枝の左右に分かれる枝が対角枝と中隔枝になります。対角枝（diagonal branch）はダイアゴナールと呼ばれます。前側壁を養う番号は1本目の対角枝が seg.9（D1 とも呼ばれる）、2本目が seg.10（D2 とも呼ばれる）になります。対角枝の数は約 90％の人では 1～3本ですが、5～6本ある人もいます。対角枝同士は互いに平行に走行しており、前下行枝からは鋭角に分岐しています。

　中隔枝は心室中隔を栄養しています。心室中隔前側の約3分の2を栄養していて、前述した右冠動脈の seg.4PD から派生している中隔枝とぶつかり合う形になっています。そのため前下行枝が閉塞した場合、この中隔枝同士がつながり、それを利用して助け舟を出す側副血行路となります。

TIPS
対角枝は「ファーストダイアゴ、セカンドダイアゴ」や「9番、10番」はたまた「D1、D2」と呼ばれたり、さまざまな呼ばれ方をする。すべて意味は同じだが各施設では統一した呼び方をしておくことが間違いを防ぐためにも良いかもしれない。

SLIDE 10

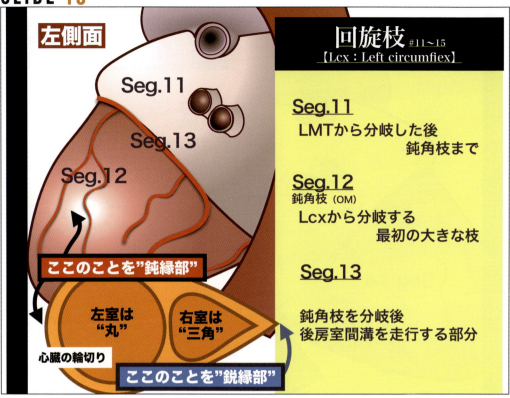

　LMT から派生したもう1本の枝は回旋枝で、その番号は seg.11 から 15 まであります。LMT から鈍角枝(鈍縁枝ともいう)までを seg.11 とします。seg.11 とは約 90 度方向を変えて派生するのが seg.12 になります。心臓の側壁から後壁へと移り変わる角度が緩やかなことから、角度が鈍い鈍角枝(OM)と名付けられました。seg.12 を出した seg.11 は seg.13 へと番号を変えます。後房室間溝を走行していきます。

WORD
▶鈍角枝 (OM : obtuse marginal branch)

TIPS
心臓を輪切りにすると、左室は常に高い圧がかかっているために真ん丸な形をしている。一方、右室は圧が低いために丸にはならず三角形の形をしている。それにより左室の表面は丸く角がない状態であり鈍縁部と呼ばれていて、その部分を走行している枝が鈍角枝と呼ばれている。一方、右室の表面は角が尖っているために鋭縁部と呼ばれ、その部分を走行している右冠動脈の枝が鋭角枝と呼ばれている。

SLIDE 11

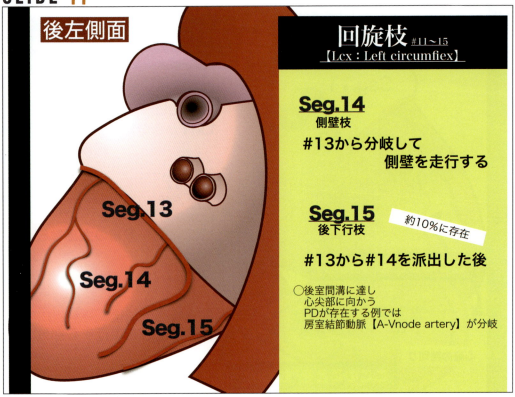

　seg.13 から引き継いだ二股のうち 1 本は seg.14 であり、後側壁枝（postero-lateral branch：PL）と呼んでいます。seg.12 と平行に走行していますが、側壁のより後ろ側の壁を栄養しています。

　seg.15（posterior descending branch：PD）の存在は約 10％程度といわれています。なぜならばこの栄養範囲は右冠動脈の seg.4AV の栄養範囲だからです。右冠動脈が低形成性の場合は、必要ならば seg.15 が存在しその役目を果たします。

　冠動脈は 3 本の血管が心臓の隅々までを栄養しています。どの血管がどこまで栄養しているかは個人差があり栄養範囲はそれぞれ異なります。冠動脈造影像を見るときには、心臓を立体的にとらえて冠動脈を判断する必要があります。

WORD

▶ seg.14 後側壁枝（postero-lateral branch：PL）
▶ seg.15 後下行枝（posterior descending branch：PD）

SLIDE 1

被ばく防護について

放射線防護の3原則
- 時間　（time）
- 遮へい（shield）
- 距離　（distance）

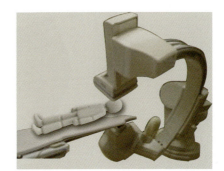

　放射線による被ばくから体を防護するためには、時間（time）、遮へい（shield）、距離（distance）という3原則があります。

　「時間」の原則は、放射線を出す時間を減らすことです。被ばく時間を短くするために、放射線を出す時間を最小限にする、不必要な場合は周りのスタッフが声掛けする、などの工夫で被ばく量を軽減することができます。

　「遮へい」の原則は、放射線源となるX線管球と身体の間にX線遮へい（X線を通さない）物を置くことです。通常、心臓カテーテル検査室では、X線防護服（プロテクタ）を着用しますが、これが「遮へい」に相当します。さらに、X線防護板、X線防護メガネ、ネックガードを用いることで被ばく量を軽減することができます。

　3つ目の「距離」の原則は、放射線が出ているX線管球からより遠くに離れることです。被ばく量は「放射線源からの距離の2乗に反比例する」といわれていますので、できるだけ離れていることが被ばく量の軽減につながります。ただし、場合によっては患者さんの状態を近くで見ることも必要ですから、その際はX線の出ていない時間を選ぶなど工夫が必要です。心臓カテーテル検査室では、X線管球の向きが変化しますので、施設ごとに作成された線量分布図などを利用することも被ばく防護に有用です。

START >>> LECTURE 1-❷ >>>

SLIDE 2

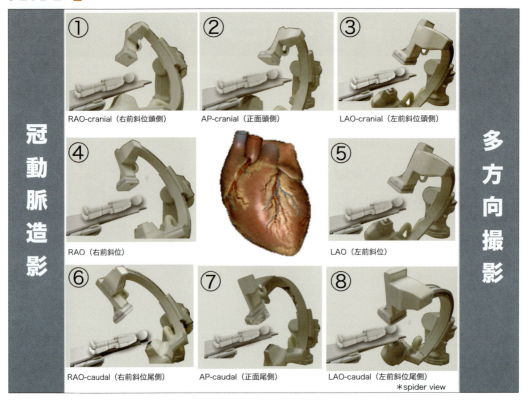

冠動脈造影（coronary angiography：CAG）とは、橈骨動脈や大腿動脈から冠動脈の入口部まで到達させたカテーテルを用いて造影剤を冠動脈内に注入し、その様子をX線装置で撮影し、記録することです。造影剤はX線を透過しにくく、X線を照射すると、ちょうど影のように画面上に描出されます。使用するカテーテルは造影カテーテルと呼ばれ、右冠動脈用、左冠動脈用、両冠動脈用などがあり、アプローチ部位によっても異なります。また、冠動脈は心臓を包むように走行しているため、一つの方向だけで血管の重なりや狭窄病変を判断できません。たとえば、偏心性の病変では正面から見ると正常ですが、側面から見ると狭窄を認めるというようなことが起こります。このため、実際のCAGではCアームと呼ばれる装置で、いろいろな角度から冠動脈の状態を見ます。

CAGは冠動脈の狭窄や閉塞だけでなく、冠動脈の走行、左右冠動脈の支配領域、冠動脈の入口部異常なども確認することができます。CAGは多方向から撮影するため、スライドのようにいろいろな角度にCアームを動かして撮影していきます。血管撮影装置にはシングルプレーン方式（Cアームが1セット）とバイプレーン方式（Cアームが2セット。血管を撮影する時、1回の造影剤注入で2方向の撮影ができる）があり、スライドでは前者を示しています。血管撮影装置はX線を出すX線管球と受け取るためのX線検出器があり、それぞれCアームに組み込まれています。このCアームは心臓を中心に角度が切り替えられ、必要な位置でCAGやPCI手技が行われます。

SLIDE 3

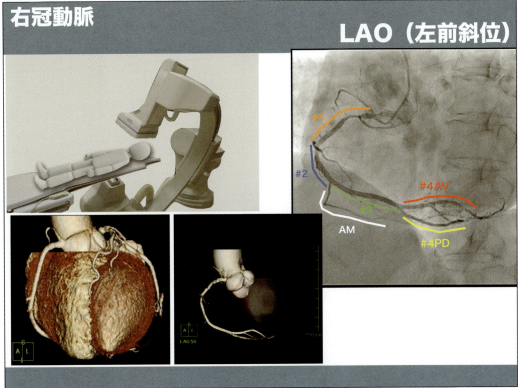

LAO（左前斜位）は右冠動脈の概要を観察することが可能です。右冠動脈はバルサルバ洞のほぼ正面から起始するため、右冠動脈にカテーテルをエンゲージする際に用いられる角度です。この角度ではseg.4以降の分岐部は重なっていて観察しにくい場合もあります。そのほか、LAO方向では、中間部分、房室結節枝、洞結節枝など大部分をこの角度から観察することができます。

TIPS
左右の冠動脈入口部において、カテーテルが血管の中心軸に対して同軸にない場合は、カテーテル操作や造影剤の注入操作によって血管の解離を起こす可能性があるため注意が必要となる。そのほかにも、右冠動脈洞結節枝や円錐枝に楔入した状態で造影剤を注入すると、一時的に心筋への血液供給が途絶え、心室細動などの不整脈を惹起することがあるため、造影の際には血圧波形をみながら行うことが重要になる。

TIPS
▶冠血流評価 TIMI 分類 (Thrombolysis in Myocardial Infarction Trial)
TIMI 0：病変部より末梢は順行性に造影されない（完全閉塞）
TIMI 1：造影剤は狭窄部を通過するが、末梢まで届かない
TIMI 2：造影剤は末梢まで描出されるが、明らかな造影遅延を伴う
TIMI 3：造影剤は末梢まで遅延なく描出される（正常）

SLIDE 4

右冠動脈
LAO-cranial（左前斜位頭側）

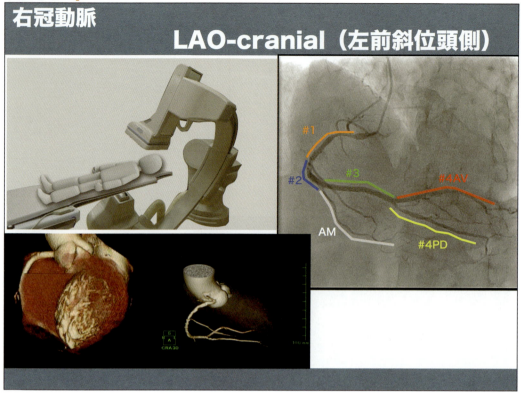

　LAO-cranial（左前斜位頭側）は心臓を左上から見る角度で、下壁を広く見ることができるため、seg.4AV、seg.4PD の分岐以下がよく観察できます。右冠動脈は右房室間溝を下り、後室間溝に向かいます。そのまま後室間溝に向かう血管を後下行枝（seg.4PD）、左室後側壁に向かう血管を房室結節枝（seg.4AV）と呼びます。さらに、seg.4PD からは中隔枝が分岐します。中隔枝は前下行枝からも派生するため、この角度は前下行枝に慢性完全閉塞病変（chronic total occlusion：CTO）がある際の側副血行路の評価にも適しています。

TIPS
▶心筋 blush グレード（myocardial blush grade：MBG）
Grade 0：造影剤により心筋が濃染されない
Grade 1：造影剤は濃染されるが心筋組織に長時間残存する
Grade 2：造影剤の心筋組織からの排出が遅い
Grade 3：造影剤は濃染され心筋組織より速やかに排出される（正常）

SLIDE 5

右冠動脈　　　　　RAO（右前斜位）

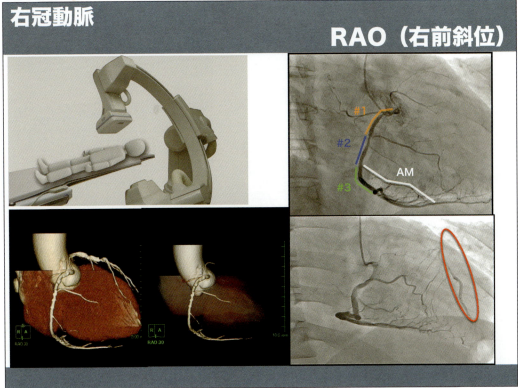

　RAO（右前斜位）は心臓を右側から見る角度で、seg.1 〜 seg.2 の評価とともに、心臓前面に走行する右室枝の分岐部も観察しやすい角度になります。しかし、seg.3 以降の遠位部は血管が重なってしまうため、それらの観察にはあまり適してはいません。

　スライドに示す症例では、前下行枝が CTO 病変のため、右冠動脈から前下行枝に向かって側副血行路を観察することができます。CT 評価においても、中隔枝からの側副血行路の判別判断に非常に有用な角度となります。

TIPS

▶医原性冠動脈－大動脈解離の分類
Class 1：解離が同側の Cusp 内に留まっているもの
Class 2：解離が Cusp から上行大動脈に進展するが 40mm 以内
Class 3：解離が Cusp から上行大動脈に 40mm 以上進展（弓部にまでおよぶもの）

▶冠動脈解離分類 (The National Heart, Lung and Blood Institute：NHLBI 分類)
Type A：Minor radiolucencies within lumen（血管内腔内の一時的な陰影欠損）
Type B：Tracks lumen or double lumen（数回の心拍で消失する線形の解離）
Type C：Extraluminal cap（残存する血管内腔外の造影像）
Type D：Spiral dissection（らせん形の解離）
Type E：New persistant filling（フロー低下を伴う解離）
Type F：Total occlusion（完全閉塞を伴う解離）

SLIDE 6

右冠動脈・左冠動脈　AP-cranial（正面頭側）

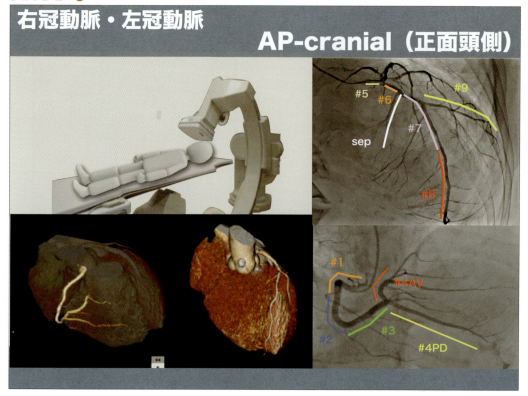

　AP-cranial（正面頭側）は心臓を頭側から足側方向に見る角度で、右冠動脈では末梢血管の分離に適しています。このため、PCI でガイドワイヤーを seg.4AV、seg.4PD に進める際によく用いられます。しかし、右冠動脈中枢側の seg.1 ～ seg.2 は血管が短縮して見えてしまうため、この辺りの観察にはあまり適していません。

　前下行枝では中枢側から末梢側まで全体的によく観察できる角度です。しかし、cranial の角度が浅い場合は、前下行枝の中枢側が回旋枝と重なって見にくい場合があります。また、回旋枝においては末梢側が広く観察できる角度になります。

TIPS
▶冠動脈狭窄病変（プラーク）

Type A：限局性病変（＜ 10㎜）、同心性病変（concentric）。近位部が軽度屈曲あるも、病変部での屈曲なし。辺縁は整、石灰化なしか石灰化軽度。非完全閉塞病変、非入口部病変、非分岐部病変、血栓なし。

Type B：円筒状病変（10 ～ 20㎜）、偏心性病変（eccentric）。近位部が中等度の屈曲、病変部に中等度の屈曲あり。辺縁不整、中等度～高度の石灰化。3 カ月以内の慢性完全閉塞（chronic total occlusion：CTO）。入口部病変、分岐部病変、少量の血栓。

Type C：びまん性病変（＞ 20㎜）。近位部が高度の屈曲、病変部が高度の屈曲を示す（屈曲病変）。3 カ月以上経過した慢性完全閉塞病変（CTO）。主要分岐部、グラフト病変。

SLIDE 7

左冠動脈 LAO-cranial（左前斜位頭側）

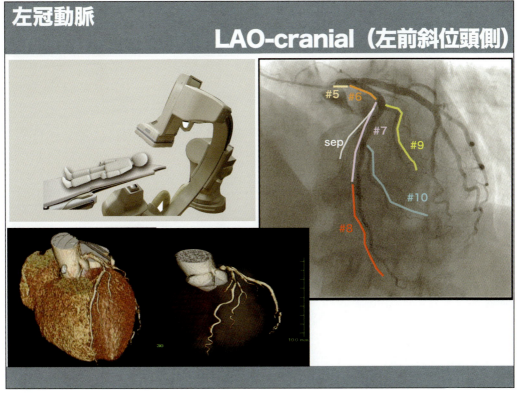

　LAO-cranial（左前斜位頭側）は心臓を左上から見る角度で、前壁から左側壁を正面から見ており、前下行枝中位部と対角枝分岐部、回旋枝全体像の観察に適しています。PCIでは、前下行枝から分岐する対角枝へガイドワイヤーを挿入するための分離に用いられます。また、右冠動脈が低形成性で回旋枝が大きい場合は、回旋枝遠位部がよく描出され、左冠動脈の全体像把握には最適です。しかし、後面を走る回旋枝は重なりが多く、前下行枝近位部が短縮する場合があります。

　そのほかの方向として、RAO-cranial（右前斜位頭側）は心臓を右上から見る角度で、前下行枝中位部から遠位部、前下行枝から分岐する対角枝や中隔枝の起始部の観察に適しています。この角度は前下行枝が最も長く見える角度で、病変長の把握に用いられることもあります。近位部は前下行枝と回旋枝が重なり合うため評価にはあまり適しません。

TIPS
▶側副血行路 Rentrop 分類
Class 0：側副血行路が造影されない（正常）
Class 1：側副血行路のみ造影され、心外膜血管が造影されない
Class 2：心外膜血管の一部が造影される
Class 3：心外膜血管全体が造影される

SLIDE 8

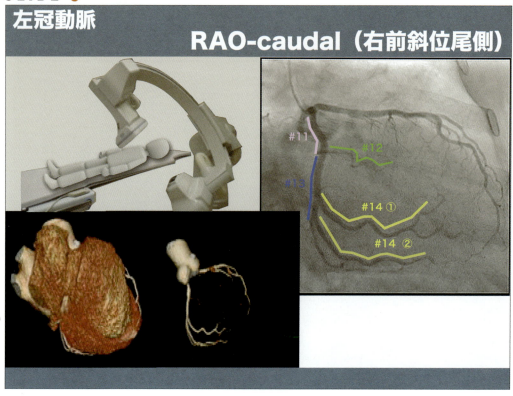

　RAO-caudal（右前斜位尾側）は心臓を右下から見る角度で、前下行枝の中位部、左後面を走行する回旋枝を観察するのに適しています。前下行枝、回旋枝の分岐も見やすく、特にLMTから前下行枝近位部が直線的に描出されます。このため、PCIのガイドワイヤーを挿入する際に、前下行枝と回旋枝を分離するために用いられます。回旋枝の末梢において、seg.15があった場合にはseg.14と重なり判別しにくいことがあります。このスライドのようにseg.14が2本ある場合は、中枢側から番号表記をすることもあります。

TIPS

▶ ISR 分類
Type 1A：ギャップ (gap)
Type 1B：エッジ (margin)
Type 1C：ステント内限局性 (focal body)
Type 1D：多発性限局性 (multifocal)
Type 2：ステント内びまん性 (diffuse intra stent)
Type 3：ステント内びまん性増殖性 (diffuse proliferative)
Type 4：閉塞性 (total occlusion)

▶ Stent fracture の分類
Type Ⅰ：single strut fracture（一つの部分断裂）
Type Ⅱ：multiple strut fracture（複数個所の部分断裂）
Type Ⅲ：stent fracture(s) with preserved alignment of the components
　　　　（配列が整っているステントの完全断裂）
Type Ⅳ：stent fracture(s) with mal-alignment of the components
　　　　（配列が乱れているステントの完全断裂）
Type Ⅴ：stent fracture(s) in a trans-axial spiral configuration（長軸上にらせん状の断裂）

SLIDE 9
左冠動脈　LAO-caudal（左前斜位尾側）Spider View

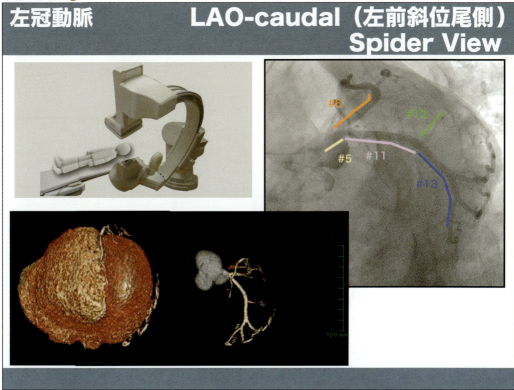

　LAO caudal（左前斜位尾側）はスパイダービューと呼ばれる角度で、LMT、前下行枝、回旋枝が良好に分離され、近位部をよく観察することができます。なぜスパイダービューと呼ばれるかというと、この角度で見た左冠動脈がちょうどクモの足のように見えるからだといわれています。この角度は、前下行枝近位部は短縮されていることを考えておく必要があります。そのほか、右冠動脈の入口部を確認するのにも有用となります。

TIPS
▶ステント血栓症 ARC 定義
Definite：急性冠症候群としての臨床像（急性心筋虚血を示唆する症状、あるいは心電図変化、または血中心筋障害マーカーの上昇）があり、かつ造影あるいは剖検による血栓症が確認されたもの。
Probable：標的病変の灌流領域の心筋梗塞で、ほかに責任病変が同定されないもの、あるいは 30 日以内の説明できない死亡。
Possible：30 日以降の説明できない死亡。
〈発症時期〉
Early：acute stent thrombosis（AT）
　　　 sub acute stent thrombosis（SAT）
Late：late stent thrombosis（LST）
Very late：very late stent thrombosis（VLST）

SLIDE 10
造影カテーテル

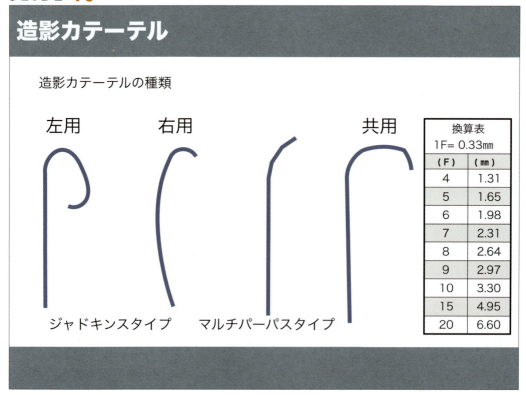

造影カテーテルの種類

左用　ジャドキンスタイプ　　右用　　共用　マルチパーパスタイプ

換算表 1F= 0.33mm

（F）	（mm）
4	1.31
5	1.65
6	1.98
7	2.31
8	2.64
9	2.97
10	3.30
15	4.95
20	6.60

　造影カテーテルは、主に血管を選択的に造影することを目的とし、先端が柔らかく血管を傷つけないような構造になっています。サイズは3～6フレンチサイズ（F）のものが用いられています。フレンチサイズはカテーテルの外周を表わしていて、おおよそ「3F＝1mm」で表わされます。目的部位に合わせて先端形状が複数あり、目的部位やアプローチ部位に応じたカテーテルを選択します。

　冠動脈造影に用いられる造影カテーテルは、一般的にジャドキンスタイプ（左用、右用）が用いられます。カテーテル先端のカーブには3.0～5.0cmのサイズがあり、冠動脈入口部の形状、上行大動脈の形状などに合わせて選択されます。共用カテーテルは、1本で左右の冠動脈を造影することができます。このほかにも、アンプラッツタイプ、マルチパーパスカテーテルなどが用いられる場合もあります。

TIPS
フレンチ（french：F）はフランスで手術器具の医療器具カタログで使用したことが始まりで、直径に対する円周で表わされる。おおよそ「3F＝1mm」で表わされるが、円周と直径の関係から正確には「$F \div \pi =mm$」となる。

SLIDE 1

プラークってこんなふうにできています。

動脈硬化は "内皮細胞"が傷害されることから始まる。

① 危険因子により血管内皮細胞が傷害される。
② LDLコレステロールが入り込み蓄積していく。
③ 蓄積したLDLコレステロールを取り除くため血管内細胞下に単球の侵入が起る。

【危険因子】
- 高血圧
- 糖尿病
- 喫煙
- 脂質異常症

など

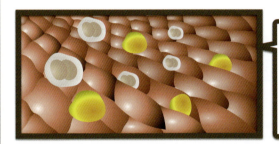

傷害された血管内膜
血管内膜の隙間から
　LDLコレステロールと単球が
　血管内膜下に入り込んでいく

：単球　：LDLコレステロール

プラークの形成過程

　動脈硬化は内皮細胞が傷害されることから始まります。その危険因子として高血圧・糖尿病・喫煙・脂質異常症などがあります。高血圧であれば血管の中で最も弱い部分である内皮に常に高い圧がかかるため、亀裂などの傷害が起こってしまいます。ここから動脈硬化は始まるといわれています。亀裂の入った血管内膜には隙間ができ、血中の低比重リポ蛋白（low density lipoprotein：LDL）コレステロールが内膜に侵入していきます。その侵入したLDLコレステロールを取り除くため単球が後を追い侵入していくことになります。つまり、動脈硬化は血管内の表面に"付着"しているのではなく動脈血管3層構造の内膜と中膜の間にできています。

WORD

▶マクロファージ
白血球の一つで単球が分化したもの。免疫システムの一部を担うアメーバ状の細胞で、生体内に侵入した細菌、ウイルス、または死滅した細胞を貪食し消化する。

▶コレステロール基準値
・高LDLコレステロール血症……LDLコレステロール：140 mg/dL 以上
・境界域LDLコレステロール血症……LDLコレステロール：120～139 mg/dL 以上
・低HDLコレステロール血症……HDLコレステロール：40 mg/dL 未満
・高トリグリセライド血症……中性脂肪トリグリセライド（TG）：150 mg/dL 以上

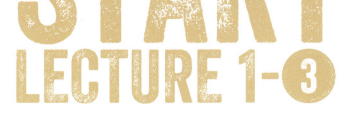

LECTURE 1
基礎を知る。
❸ 何が起こってるの？ 動脈硬化のできかた

SLIDE 2

プラークってこんなふうにできています。

④ 単球は<u>マクロファージ</u>に変化する。
⑤ マクロファージが酸化した<u>LDLコレステロール</u>を取り込む。
⑥ マクロファージは<u>泡沫細胞化し死滅</u>する。
⑦ <u>コレステロールの塊</u>として残る。
　　　⇒これが<u>動脈硬化性プラーク</u>で
　　　　次々と重なり次第に血管内腔へせり出していく。

lipid core

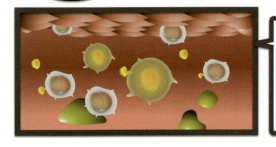

侵入した単球とコレステロール
泡沫細胞化し血管内膜下に
　コレステロールの塊として残る
<u>動脈硬化性プラークのできあがり！</u>
○：マクロファージ
●：アテローム性プラーク

プラークの形成過程

　内膜に侵入してきた単球はマクロファージに変化し、コレステロールを取り除くべく盛んに取り込んでいきます。コレステロールを取り込んだマクロファージはその後泡沫細胞化し、やがて死滅、内膜と中膜の間に居座りコレステロールの塊として残ってしまいます。これが動脈硬化性のプラークです。このコレステロールの部分（脂質成分）のことを脂質コア（lipid core）と呼んでいます。プラークは次々とできあがり蓄積していくため、冠動脈の内腔が狭くなり血流が少なくなっていくのです。このプラークに血液中のカルシウムが沈着していくことがあります。これが石灰化です。

WORD
▶アテローム　▶動脈硬化　▶粥腫（じゅくしゅ）　▶プラーク

TIPS
▶プラークのないところに石灰化はない！
心臓CTでも容易に発見することのできる石灰化。石灰化はプラークにカルシウムが沈着するわけですから、プラークがないところには石灰化はないということになります。

SLIDE 3

プラークってこんなふうにできています。

⑧ 線維性被膜で覆われている。
⑨ コレステロールの塊が集まりアテロームが成長していく。
⑩ アテロームが成長しすぎて被膜が薄くなる。
⑪ 薄い線維性被膜では抑えきれなくなり
　プラークが破綻し血管内へ流出する。

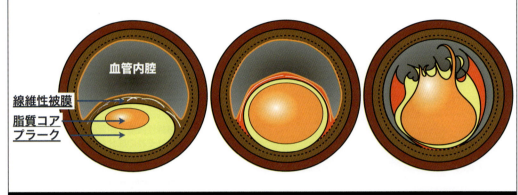

プラークの形成過程

　膨れ上がった動脈硬化性プラークは線維性の被膜で覆われています。線維はある程度の強度があり多少大きく膨れ上がっても内膜が破れることはありません。しかしながら動脈硬化性のプラークは一度できあがると、どんどん蓄積して大きく膨れ上がり、これに伴い線維性被膜も薄くなっていきます（TCFA）。成長し続ける動脈硬化性プラークを押さえつけることはできず、やがて血管内膜ごと破れてアテロームが破綻してしまいます。

WORD
▶線維性被膜
血管平滑筋細胞と細胞外基質で形成されている。
▶TCFA（thin-cap fibroatheroma）
薄い被膜のアテローマ。
▶脂質コア（lipid core）
コレステロールなどが蓄積した部分。

TIPS
ACSの約半数は50％以下の狭窄度合いから破綻し血栓で閉塞する。

SLIDE 4

プラークってこんなふうにできています。

⑫ 破綻した傷口の修復血小板が集まる。
⑬ 血栓が形成されていく。

血管内腔を塞ぎ血流が途絶える。 ⇒ 急性冠症候群

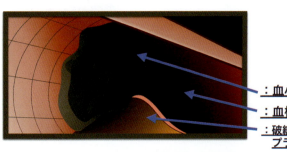

：血小板
：血栓
：破綻したプラーク

これなに？？
プラークの形成過程を知っていると、、、

"VUS"などの画像モダリティが理解しやすくなります。

線維性被膜・脂質成分などそれぞれの成分が超音波などではどう見えるか？を考え画像を見てみましょう！

プラークの形成過程

　破綻した傷口部分を修復しようと血小板が次々に集まってきます。傷口の修復には必要な行程ですが、これが冠動脈内の血流のさらなる妨げとなり、そこに血栓ができ血流が途絶えてしまうことになります。これによって、心筋に血液を届けることができなくなり急性冠症候群となります。

　このプラークの形成過程を知っておくと、"IVUS"などの画像モダリティが理解しやすくなります。線維性被膜・脂質成分・石灰化などそれぞれの成分がIVUSなどではどう見えるかを理解して画像を観察すると、冠動脈内では今何が起こっているのかが解析しやすくなります。PCIをどう進めていくのか？　どのようなことに気を付ければよいのか？　これを知っておけば一歩進んだ視点で"診る"ことができます。

SLIDE 1

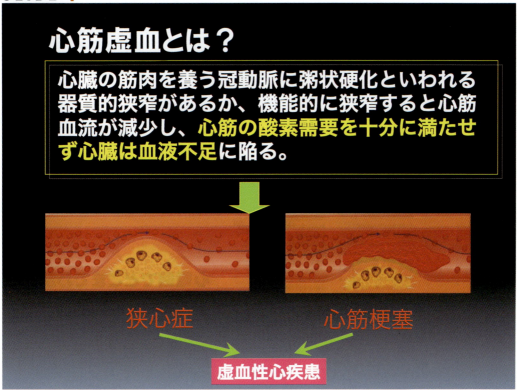

心筋虚血とは、何らかの原因で心筋への血液の供給が減り心筋の栄養を保つための酸素が不足する状態をいいます。心臓の筋肉に栄養を送る冠動脈に、動脈硬化などの器質的狭窄や機能的狭窄が起こると心筋の血流は低下し、心筋自体が血液不足となり酸素の需要が満たせなくなります。心筋の虚血を伴う疾患として狭心症と心筋梗塞が挙げられます。狭心症とは、心筋虚血や心機能障害によって起こる狭心症状に対する名称で、心筋壊死を伴わないものをいいます。それに対し心筋梗塞は、閉塞や狭窄により心筋が壊死に陥った状態です。一般的に狭心症と心筋梗塞を合わせたものを虚血性心疾患といいます。

WORD
▶**器質的狭窄**
動脈硬化が原因で冠動脈が狭くなる。
▶**機能的狭窄**
冠動脈の狭窄はなく、冠攣縮や貧血、低血圧などにより末梢への血液が供給できなくなる。

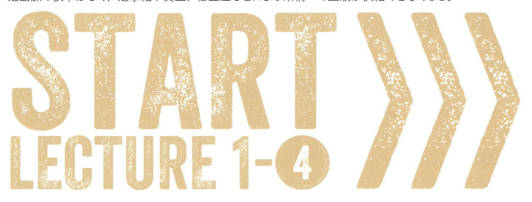

SLIDE 2

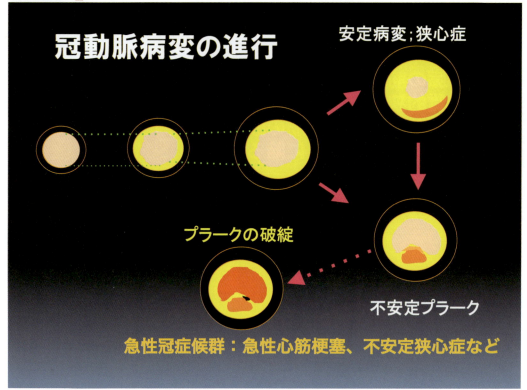

■**年齢** 虚血性心疾患の発症のピークは70歳以降に見られますが、急性心筋梗塞の発症は50歳代から増加します。なお、男女比は、50歳代までは女性の発症率は男性に比べ明らかに低いですが、それ以降になると徐々に男性と同等になります。女性は、閉経前までエストロゲンの作用により動脈硬化の進展が遅いためとされています。

■**高血圧** 血圧値の上昇に伴い虚血性心疾患の発症リスクは高まり、動脈硬化の重症度も収縮期圧値と有意に関連するとされています。

■**脂質異常症** 総コレステロール値の増加とともに発症率は上昇します。220mg/dl以上で2倍から5倍とされています。総コレステロールは、さまざまなリポ蛋白中の総和のため低比重リポ蛋白（low density lipoprotein：LDL）コレステロール値が粥状動脈硬化の指標となり、LDLコレステロール値は、140mg/dl以上で冠動脈疾患の発症率が2.8倍になるとされています。

■**糖尿病** 糖尿病患者と非糖尿病患者で虚血性心疾患の頻度が2倍から4倍に増加します。糖尿病患者の空腹時血糖120g/dl以上で有意に危険率が上昇します。

■**喫煙** 喫煙者の冠動脈イベントの発症リスクは、非喫煙者の1.6倍高く、1日の喫煙本数に応じ冠動脈疾患の危険性が高くなるとされています。

■**肥満** 肥満指数（body mass index：BMI）が大きいほど心血管疾患による死亡率が増加しています。体重が1kg増加すると、虚血性心疾患による死亡の危険性が1〜1.5％増加するとされています。

■**慢性腎臓病** 慢性腎臓病（chronic kidney disease：CKD）は、動脈硬化を促進し、ステージが高くなるに従い粥状動脈硬化の程度が強くなります。

SLIDE 3

狭心症と心筋梗塞

狭心症
冠血流の絶対的あるいは相対的低下により、心筋が一過性に虚血に陥ることにより生じる特有な胸部不快感（狭心痛）を主症状とする臨床症候群。

心筋梗塞
心筋が壊死する病気。冠動脈の動脈硬化(粥腫)に破綻が起きて完全な閉塞が生じたときに発生する。梗塞は心筋の内膜や外膜に、虚血→傷害→壊死の変化が起こり、心電図ではST部分、T波、Q波の異常としてあらわれる。

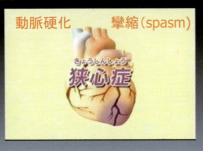
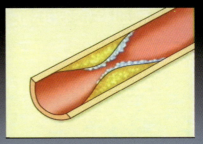

　虚血性心疾患は、大きく分けると狭心症と心筋梗塞に分類されます。狭心症は、心臓に栄養（酸素）を供給する冠動脈の血流が絶対的あるいは相対的に低下し、心筋が一過性に虚血に陥ることにより生じる狭心痛を主症状とする臨床症候群とされています。

　では、絶対的とは何か？　それは、動脈硬化や冠攣縮により直接冠血流が低下する場合を示します。それに対し、貧血や頻拍、低血圧、心筋肥大、大動脈弁狭窄症で起こる二次性の狭心症状を相対的と言います。近年、経カテーテル大動脈弁治療（transcatheter aortic valve implantation：TAVI）などの治療適応を決定するうえで、冠動脈が原因の狭心症かほかの要因による狭心症状かの見極めは非常に重要です。

　心筋梗塞は、生命に危険が及ぶ重症な疾患です。冠動脈の動脈硬化（粥腫）に破綻が起き、血栓が形成され完全に閉塞した状態です。冠動脈が閉塞すると末梢へは血液が流れなくなり酸素が供給されなくなります。それにより心筋の内膜や外膜が虚血になり、時間経過とともに心筋は傷害され壊死に陥ります。狭心症との大きな違いは、一過性でなく壊死に陥ることです。支配領域が大きな場所で閉塞すると壊死が広範囲にわたり重篤となります。心電図では特有な変化が現れ、ST部分、T波、Q波の異常として鑑別することができます。また、血液検査でも、CK、CKMB、LDH、ASTなどの酵素の上昇やBNP、トロポニンの上昇を認め、狭心症との区別ができます。

SLIDE 4

狭心症の分類

1. 発作発現様式からの分類
　　労作時狭心症（effort angina：EA）
　　安静時狭心症（rest angina：RA）

2. 発生機序からの分類
　　器質性狭心症（organic angina）
　　冠攣縮性狭心症（vasospastic angina：VSA）
　　冠血栓性狭心症

3. 臨床経過からみた分類
　　安定狭心症（stable angina）
　　不安定狭心症（unstable angina：UA）

　狭心症の分類は、発作の発現様式や発生機序、臨床経過からさまざまな分類がされます。まず、発作の発現様式の分類ですが、動いた時に胸痛が発現するか、じっとしている時に発現するかに分かれます。動いた時に起こる狭心症を労作時狭心症といいます。動くことにより心臓に酸素が必要になりますが、冠動脈に狭窄があると末梢まで十分な酸素が供給できなくなり狭心症状が出ます。また、じっとしている時に起こる狭心症を安静時狭心症といいます。一般的には器質的変化はないため、攣縮の診断にはカテーテル検査でのスパスム誘発試験が必要になります。攣縮により内皮細胞の配列が乱れ線維性被膜が断裂しプラークが破綻し、血栓が生じ急性冠症候群を発症させる危険性があるとされています。

　発生機序から器質性、冠攣縮性、冠血栓性に分類されます。器質性狭心症は、動脈硬化による有意な狭窄です。冠攣縮性狭心症は、冠動脈が攣縮、すなわち痙攣することにより起こることを意味し、完全に血流が途絶えると心筋梗塞と同様に心電図でST上昇を認め、これを異型狭心症といいます。冠血栓性狭心症は、動脈硬化の破綻により血栓が形成されて起こる場合や心臓内の血栓が冠動脈に飛んで起こる場合があります。心房細動による左房内血栓や、ステント留置後のステント血栓症などが原因です。

　臨床経過の分類では、症状が安定しているかいないかにより、安定狭心症と不安定狭心症に分類されます。安定狭心症は、症状が3週間以上安定しているものをいいます。階段を上がれば症状が出ていたものが歩くだけでも症状が出てきた場合は安定とはいえません。不安定狭心症は、最近3週間以内に急に胸痛が出現した場合や次第に発作の頻度や強さが増していく場合、労作時のみの胸痛であったものが安静時にも胸痛が出現した場合をいいます。不安定狭心症のなかでも最重症型を切迫梗塞ともいいます。

SLIDE 5

心筋梗塞の分類

1. 発症時期による分類
   急性心筋梗塞（acute myocardial infarction：AMI）
   亜急性心筋梗塞（recent myocardial infarction：RMI）
   陳旧性心筋梗塞（old myocardial infarction：OMI）

2. 梗塞範囲による分類
   貫壁性梗塞
   非貫壁性梗塞

3. 病態による分類
   粥腫破綻による発症（貫壁性梗塞）
   多枝病変における相対的冠血流低下による発症
   （心内膜下梗塞）
   冠攣縮によるもの

発症 24 時間以内を急性心筋梗塞といい、発症から 12 時間以内が治療のゴールデンタイムといわれています。24 時間を過ぎて治療すると血栓が増え、治療が難渋したり壊死層が広がり正常心筋との境界で心破裂の危険性が増します。また、発症 24 時間以上 1 カ月以内を亜急性心筋梗塞といいます。PCI にて発症 24 時間以内に再灌流した症例は合併症の危険性が減りますが、再灌流していない症例では重篤な不整脈や心破裂の危険性が増大する時期になります。1 カ月以上経過している場合を、陳旧性心筋梗塞といい安定した時期となります。

心筋梗塞は梗塞範囲によっても分類されます。壊死が心筋の内膜から心外膜までの全層に至るものを貫壁性梗塞といい、通常の心電図で ST 上昇を伴う心筋梗塞を意味します。それに対し、壊死が心内膜に留まっているものを非貫壁性梗塞といい、心電図上 ST 低下を示します。近年、ST 上昇型心筋梗塞（ST elevation myocardial infarction：STEMI）と非 ST 上昇型心筋梗塞（non-ST elevation myocardial infarction：NSTEMI）の分類がされるようになり、貫壁性梗塞を STEMI、非貫壁性梗塞を NSTEMI と表現しています。

病態によっても分類されます。粥腫（じゅくしゅ）の破綻により発症した場合も貫壁性梗塞と分類し、多枝疾患における相対的冠動脈血流により発症した場合、心内膜下梗塞と分類され、非貫壁性梗塞と同じ意味です。冠動脈は心外膜動脈であり心臓の周りを取り囲んでいます。心外膜側より心筋を通り心内膜へ微小血管が派生していることを考えると、全体的な虚血が起こると心内膜から壊死が起こります。攣縮は通常なら短時間で回復しますが、長時間持続すると冠動脈閉塞と同じ状態になり心筋に壊死を生じることになります。さらに、攣縮を契機に動脈硬化の部分が破綻して心筋梗塞を起こすことがあることも知っておいてください。

SLIDE 6

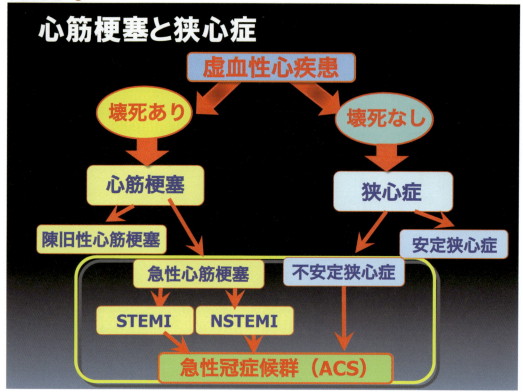

　狭心症と心筋梗塞の違いのまとめです。大きな違いは、心筋の壊死があるかないかです。すなわち、一過性であり回復するかしないかが大きな決め手となります。胸痛においても、心筋梗塞は長時間（30分以上）にわたる強い胸痛を伴うのに対し、狭心症は症状には差があるものの安静にて寛解します。また、心電図でも判断は可能ですが、大きな違いは血液検査で酵素の上昇を認めることです。

　急性心筋梗塞はST上昇型心筋梗塞（STEMI）と非ST上昇型心筋梗塞（NSTEMI）に分類されます。STEMIは完全閉塞している状態、NSTEMIは部分閉塞か一過性に閉塞し再灌流した状態と考えられます。大きな違いとして、STEMIは心外膜に傷害が及んでいることに対して、NSTEMIは心内膜までの傷害と考えられます。症状が増悪を示す不安定狭心症、STEMI、NSTEMIを急性冠症候群（acute coronary syndrome：ACS）といい、急性の心筋虚血を示しています。

TIPS
▶心筋梗塞の血液データ：心筋壊死により心筋組織から逸脱酵素が放出され急性炎症反応も見られる。また、心機能低下により腎臓機能を観察する必要がある。
▶H-FABP（心筋型脂肪酸結合蛋白）、ミオグロビン、トロポニンは発症後数時間で上昇するため、心筋梗塞の早期発見に役立つ。その後、WBC → CK → AST → LDH → CRP の順で上昇が見られる。どの値が上昇しているかにより、おおよその発症時期が推測できる。

SLIDE 7

不安定狭心症の分類

Braunwald分類

―重症度―
　ClassI　新規発症の重症または増悪型
　ClassII　亜急性安静狭心症
　ClassIII　急性安静狭心症

―臨床状況―
　ClassA　二次性不安定狭心症
　ClassB　一次性不安定狭心症
　ClassC　梗塞後不安定狭心症

　不安定狭心症の分類は、Braunwaldの分類が有用とされています。重症度をClass Ⅰ～Ⅲに分類し、Class Ⅰは、最近2カ月以内に新規に発症した狭心症で1日に3回以上の発作が頻発するか、軽労作にても発作が起こる増悪型労作狭心症です。これには、安静狭心症は認めていません。Class Ⅱは、最近1カ月以内に1回以上の安静狭心症があるが、48時間以内に発作を認めないものです。Class Ⅲは、48時間以内に1回以上の安静時発作を認めるものをいいます。

　また、臨床状況からも3つに分類されています。Class Aは、心外因子である、貧血や発熱、低血圧、頻拍などにより虚血が起こるものです。Class Bは、貧血や発熱、低血圧、頻拍などの心外因子のないものをいいます。Class Cは、心筋梗塞発症後2週間以内の不安定狭心症をいいます。

TIPS
Braunwaldの分類では、次のような治療状況でも加えて分類されている。
①未治療もしくは最小限の狭心症治療中
②一般的な安定狭心症の治療中（通常量のβ遮断薬、長時間持続硝酸薬、Ca拮抗薬）
③ニトログリセリン静注を含む最大限の抗狭心薬による治療中

SLIDE 1

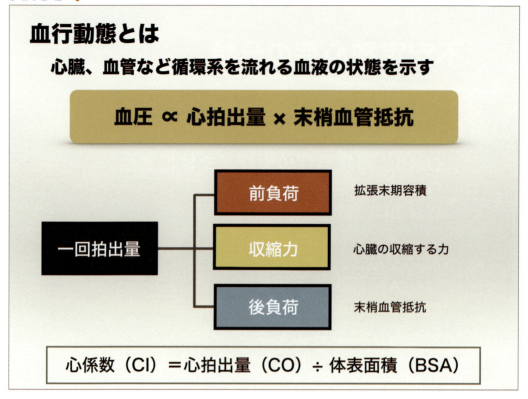

　血行動態とは心臓、血管など循環系を流れる血液の状態を示しています。循環動態、血行力学といった呼ばれ方もしていますが、これらはすべて同じ意味を表わしています。血行動態の把握に重要な血圧は、心拍出量と末梢血管抵抗により規定されます。心拍出量は、一回拍出量、心拍数により決定され、末梢血管抵抗は血管の弾性、血液の粘度、血管床の面積などにより決定されます。これらの数値が変化することにより血圧は変動しています。次に一回拍出量についてですが、一回拍出量とは1回の収縮で心臓から送り出される血液の量です。この一回拍出量は、前負荷、心収縮力、後負荷により決定されます。たとえば体重60kg、一回拍出量70ml、心拍数70回の人がいるとします。この場合、心拍出量は70 × 70 = 4,900mlとなります。循環血液量は体重の約1/13といわれているため、体重60kgの人では循環血液量は約5Lとなります。そのため、この人は1分間ですべての血液を肺で酸素化し全身を循環させることができます。しかし、もっと身体の大きな人では心拍出量は上記より多く、逆に小さな人は心拍出量が少ないといったように、人それぞれ体格差があるため心拍出量のみでは心機能を評価することはできません。そこで、体格による個人差を除いた心機能を評価するために、心拍出量を体表面積で割った心係数（cardiac index：CI）が用いられます。基準値は2.2L/min/㎡程度とされていて、後述するForrester分類では心係数2.2L/min/㎡未満は低心拍出量状態とされています。また、この数値はPCPSなどの体外循環を行う際には血液流量の決定に重要となります。

SLIDE 2

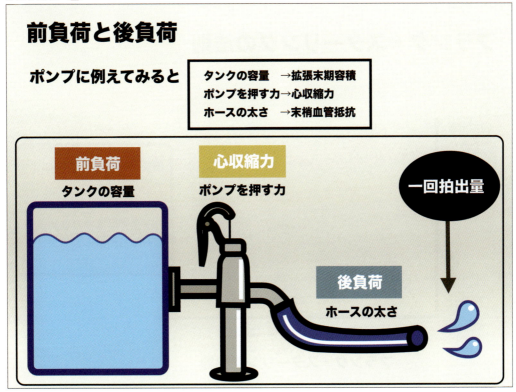

　前負荷と後負荷の関係は、よくポンプに例えられます。心臓をポンプに例えるなら、ポンプに入ってくるタンク内の水の量は拡張末期容積（前負荷）を表わしています。タンク内の水の量が多いほどポンプから送り出せる水の量が増えるため、これは一回拍出量の増加につながります。ところがこれには限界があり、あまりに多くの水がタンク内に入ってきてもポンプの処理能力を超える量の水は送り出すことができず、水があふれてしまいます。心臓でいえば、左室の前負荷が高すぎると肺水腫、右室の前負荷が高すぎると体の浮腫として現れます。

　ポンプに入ってきた水は、ポンプを押す力（心収縮力）によってその先のホース（全身）まで送られる水の量、すなわち一回拍出量が決まります。また、このポンプを押す回数（心拍数）が多いほど心拍出量は増加します。この押す力を強めるためには、心臓でいえば強心薬の使用で心収縮力を強める必要があります。

　ポンプの出口につながったホースの太さは末梢血管抵抗（後負荷）を表わしています。ホースが太い、つまり後負荷が低いとスムーズに多くの水の量を出すことができますが、ホースが細い、つまり後負荷が高いと出口の抵抗が強くなかなか水を送り出すことができません。この抵抗は心臓でいうなら動脈硬化や血管拡張薬の使用により変化します。

　一回拍出量はこのように前負荷、心収縮力、後負荷が変化することにより決定されます。

SLIDE 3

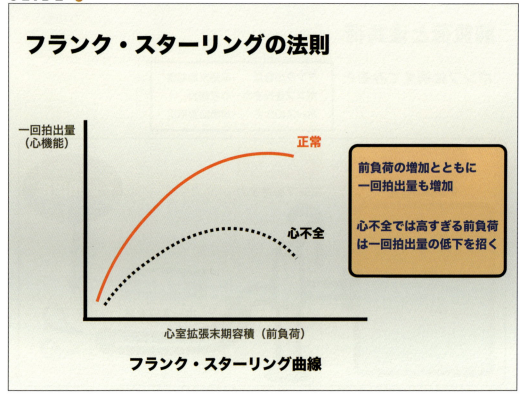

フランク・スターリングの法則とは一回拍出量と心収縮力に関する法則であり、「心筋は弛緩期に伸展していればしているほど強い収縮力を発生する」ということが証明されています。図のフランク・スターリング曲線は前負荷と心機能の関係を表わしています。正常状態では心室拡張末期容積（前負荷）が増加すると一回拍出量（心機能）も増加します。しかし、ある時点になると増加は頭打ちとなります。収縮機能不全による心不全では曲線全体が下方に移動します。これは同じ前負荷に対して心機能が低くなることを反映するもので、前負荷が増加しても一回拍出量はそれほど増加せず、さらにあまりにも前負荷が大きすぎる、つまり心臓に還ってくる血液量が多すぎると心臓は十分に収縮できなくなるために、逆に一回拍出量は低下します。そのため前負荷を適切な範囲にコントロールすることが重要となり、臨床ではこの前負荷の評価には中心静脈圧（central venous pressure：CVP）や肺動脈カテーテルによる右房圧（right atrial pressure：RAP）が用いられます。心収縮力が低下し、血液が拍出しきれず心臓内に血液が貯留していった場合には、これらの数値は上昇します（正常値については後述）。さらに血液が頸静脈にうっ滞することにより頸静脈の怒張が見られることがあります。

WORD
▶肺動脈カテーテル

上大静脈または下大静脈より右心系に挿入することで、右房圧、右室圧、肺動脈圧、肺動脈楔入圧といった情報を得ることができる。肺動脈楔入圧は肺動脈内で肺動脈カテーテル先端のバルーンを膨らませ、右室からの血流を遮断することによって得られる。

SLIDE 4

血行動態の重要指標

Forrester 分類

CI (L/min/m²)	I ポンプ機能失調なし 経過観察	II 肺うっ血 利尿薬 血管拡張薬
2.2	III 末梢循環不全 輸液、強心薬 ペーシング	IV 肺うっ血＋末梢循環不全 利尿薬、血管拡張薬 強心薬、補助循環
	18	PCWP(mmHg)

Forrester 分類とは、肺動脈カテーテルから得られた情報（心係数、肺動脈楔入圧）から血行動態を評価し、治療方針に役立てる重要な指標です。たとえばII群の肺うっ血は、心係数は正常範囲で肺動脈楔入圧（pulmonary capillarywedge pressure：PCWP）が高い状態です。これは、前負荷が高く血液量が多すぎる状態を表わしています。多すぎる血液はやがて血管外へしみ出し、肺に溜まり、肺のガス交換機能に支障をきたします。それを防ぐ治療としては、不必要な水分を尿として体外に出すための利尿薬や血管拡張薬が投与されます。

III群の末梢循環不全の状態では、肺動脈楔入圧は正常範囲であるが心係数が低下している、組織灌流が不十分な状態です。これは、徐脈や脱水、出血などによる循環血液量の低下を表わしています。そのため治療としてはペーシングや輸液などを行い循環血液量を増やし、十分な組織灌流量を確保することが必要となってきます。

IV群の心原性ショックは、不十分な組織灌流によって頻脈・血管収縮といった中心血圧を上昇させようとする代償機序を介し、心原性ショックへと進行します。末梢血管の収縮は組織の低酸素とアシドーシスを引き起こし、心機能がさらに低下しショックが悪化するという悪循環に陥ってしまいます。これは完全な血行動態の破綻を意味しています。この心原性ショックの臨床的症状としては低血圧、乏尿、末梢性チアノーゼ、皮膚の冷感などが挙げられます。

SLIDE 5

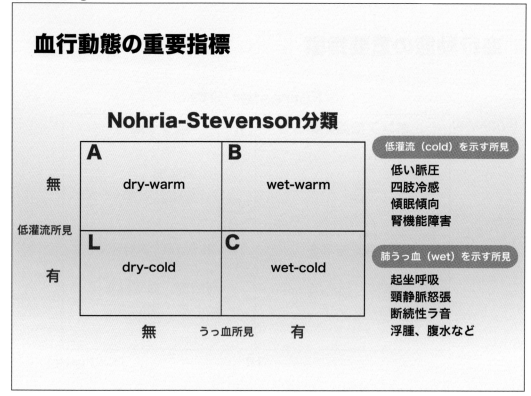

　Forrester分類が肺動脈カテーテルから得られた情報で血行動態を評価するものであるのに対して、Nohria-Stevenson分類は末梢循環および肺聴診所見といった身体所見のみで血行動態を評価することができます。分類は低灌流所見、うっ血所見の有無によりProfile A、B、C、Lの4つに分類されます。Profile Aはうっ血や低灌流所見のみられない正常な状態です（dry-warm）。Profile Bはうっ血所見はあるが低灌流所見はみられない状態です（wet-warm）。Profile Cはうっ血および低灌流所見がみられる状態です（wet-cold）。Profile Lは低灌流所見を認めるがうっ血所見はみられない状態です（dry-cold）。右心カテーテル検査を用いたForrester分類は、急性心筋梗塞による心不全患者の治療方針を考える際に極めて有効ですが、侵襲的である点、そして慢性心不全の急性増悪の評価には不適切である点など不利な面があります。心係数が2.2L/min/㎡未満では組織灌流が不十分であり、肺動脈楔入圧が18㎜Hg以上では肺うっ血状態であるとForrester分類では考えられています。しかしながらこれらの閾値は健常人に突然心機能が低下した場合にはじめて成り立つ値であり、慢性心不全患者では肺動脈楔入圧が18㎜Hg以上でも心機能が代償されており、心係数が2.2L/min/㎡未満でも尿量は保たれることが多いです。したがって、Forrester分類による評価は急性心不全の場合には非常に有効ですが、これらの閾値は慢性心不全の急性増悪患者に役立つとは限らないと考えられています。それに対して、低灌流所見とうっ血所見の有無を身体所見から判断し評価するNohria-Stevenson分類はそれらの問題点を解決し、臨床での有効性は高いものの、急性期に適応できるのかという点や判断・評価に熟練を要する点などの問題が指摘されています。

SLIDE 6

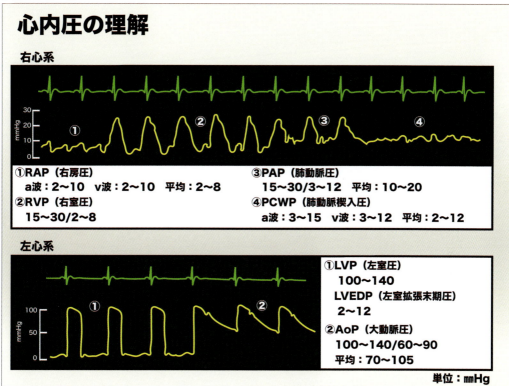

　右房圧はa波およびv波が特徴的です。右房圧は循環血液量の過多、心タンポナーデ、右心不全、肺高血圧などといった右心系の抵抗が高まるときに上昇し、循環血液量の減少したときには低下します。右室圧は収縮期の急速な上昇と拡張期の急速な低下がみられます。これは心室波形にみられる特徴的な波形です。拡張期の圧は一定ではなく徐々に上昇していきます。右室圧の低下は循環血液量の低下を反映し、上昇は肺高血圧やうっ血性心不全といったことが考えられます。また、収縮期圧の低下かつ拡張期圧の上昇がみられる際には心タンポナーデが考えられます。肺動脈圧は肺高血圧（平均肺動脈圧 25mmHg 以上）の診断に用いられます。肺動脈圧が高いと右室に負荷がかかるため、心臓のポンプ機能が低下し心拍出量の減少や全身の浮腫を引き起こします。肺動脈楔入圧は肺を通して左房の圧を反映するため左房圧の指標となります。平均圧の上昇は左心不全や肺うっ血が、低下は循環血液量の減少が考えられます。

　次に左心系の圧ですが、直接測定を行うことができる左心系の圧には左室圧と大動脈圧があります。左室圧は右室圧同様の心室特有の波形を示しています。この2つの圧の測定は左室内に挿入したカテーテルを大動脈に引き抜き、圧較差を計測することが多く、正常では2つの圧の収縮期圧はほぼ同じです。大動脈弁に狭窄がある場合では圧較差が発生します。LVEDP（左室拡張末期圧）とは左室の収縮期の直前（拡張期の一番最後）の圧であり前負荷の指標の一つです。本来の前負荷の指標はLVEDV（左室拡張末期容積）ですが、多くの場合LVEDPが代用されます。正常であればLVEDPとPCWPとCVPは等しくなるため体液管理にはCVPがよく用いられますが、左心機能が低下するとCVPとLVEDPの乖離が大きくなります。そのため静脈系であるPCWPを用いてLVEDPを推定することが肺動脈カテーテルを用いる理由の一つとなります。

LECTURE 2
心電図を知る。

❶ ここからはじめよう心電図の基礎
演者：徳永政敬

❷ 何が起こってるの？ 波形でみる心筋の状態
演者：川村幸士

❸ 心臓がいっぱいいっぱい。危険な不整脈
演者：清水速人

SLIDE 1

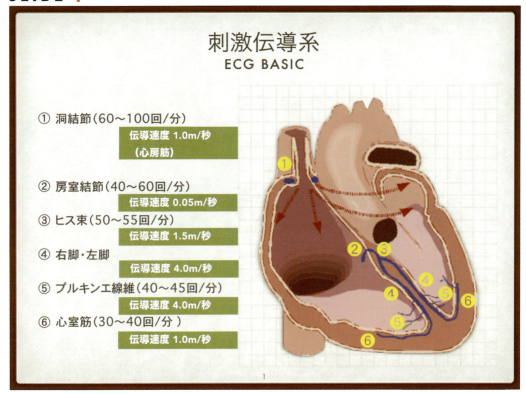

　心臓は刺激伝導系と呼ばれる特殊心筋を有します。この刺激伝導系の始まりは上大静脈と右心房の境界付近に位置する洞結節と呼ばれる部位で、1分間に60〜100回の刺激を発生します。この刺激は右心房から左心房へと0.5〜1.0m/秒の速さで伝導し、房室結節（別名「田原結節」）と呼ばれる部位に到達します。房室結節内では伝導速度が0.05〜0.1m/秒と遅くなります。この伝導速度の変化は、心房収縮によって心室へ十分な血液が送り出され、次いで起こる心室の収縮により肺動脈・大動脈へ血液が駆出されるといった合理的なポンプシステムを形成することになります。房室結節を出た刺激はヒス束に伝わり、右脚、左脚へと分岐してプルキンエ線維、心室筋へと伝導します。心室内での伝導速度は1.0〜4.0m/秒と再び速くなり、心室筋全体を素早く協調した収縮へと導きます。

　洞結節は一定のリズムで刺激を発生し、ペースメーカとしての機能を有しますが、この洞結節が何らかの障害によって機能不全になると、自動能を有した下位の刺激伝導系が機能を代行します。刺激発生の頻度は下位になるほど遅くなり、房室結節は40〜60回/分、ヒス束は50〜55回/分、プルキンエ線維は40〜45回/分、心室筋は30〜40回/分の刺激を発生します。この働きによって、上位の刺激伝導系が機能不全を起こしても最低限の循環を維持することができます。

TIPS
房室結節は1905年に日本人病理学者である田原淳（たはらすなお）先生が発見したことから"田原結節"ともいわれる。

SLIDE 2

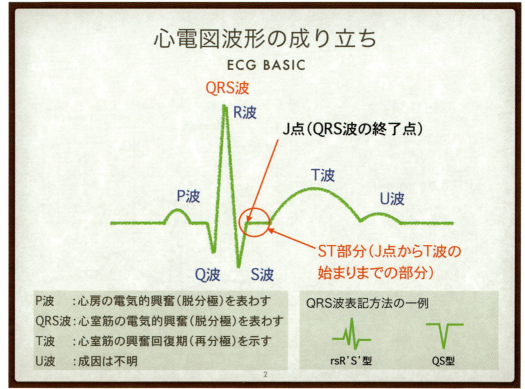

　心電図は心臓の電気活動を記録したもので、心房の脱分極から心室の再分極までの経過をP、Q、R、S、T、U波として表わします。正常波形の心電図では、P波と呼ばれる心房筋の脱分極を表わす波形から始まります。伝導された刺激は房室結節で一時遅延するため、P波の後には 0.10～0.12 秒の間、基線に戻ります。次いで、伝導された刺激は心室に伝わり心室筋を脱分極させ、QRS波と呼ばれる波形を形成します。心室の脱分極が終了するとJ点と呼ばれるポイントを経て再び基線に戻ります。脱分極した心室筋は再分極しT波を形成します。その後、上向きの波形を記録することがあり、U波と呼ばれています。U波の成因は明確にされていませんがプルキンエ線維の脱分極という説があります。J点からT波までの部分はST部分と呼ばれ、心筋虚血が生じると、この部分が変化します。

　QRS波はQ波、R波、S波をまとめた波形です。P波に続く下向きの振れをQ波、上向きの振れをR波、R波に続く下向きの振れをS波と呼びます。また、QRS波には図に示すような表記方法が定められていて、波高が5mm未満は小文字、5mm以上は大文字で表記します。また、同じ波形が2回出現する場合はアルファベットにダッシュ「'」を付けて表わし、3回出現する場合はダッシュを2つ「"」付けて表記します。

WORD

▶**脱分極**
心筋が電気的に興奮する様子を表わす。
▶**再分極**
心筋の電気的な興奮がさめる様子を表わす。

SLIDE 3

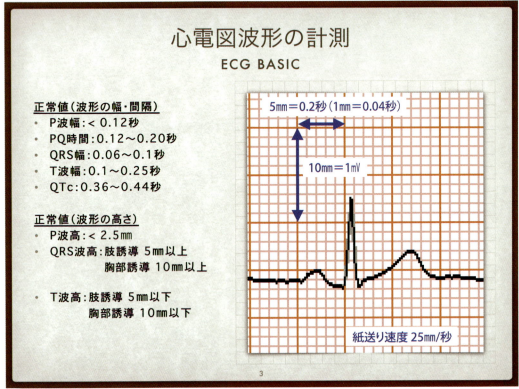

　心電図波形は方眼紙上に記録されます。記録は通常1秒間に25mm（25mm／秒）の速度で行われ、方眼紙の横軸は時間を表わします。このため、1mm幅が0.04秒となります。方眼紙は5mmごとに太線で示されますので、太線の間隔が0.2秒となります。方眼紙の縦軸は電位の大きさ（電圧）を示し、波高は標準では10mmが1mVとなります。心電図波形を計測することで、不整脈、心房と心室の肥大や拡大、心室内伝導異常(右脚ブロック、左脚ブロックなど)、虚血性心疾患や心筋疾患、心膜炎、WPW症候群、電解質異常、QT延長症候群、Brugada（ブルガダ）症候群などの診断と解析が行えます。

　方眼紙の横軸は時間を表わすことを説明しましたが、太線の間隔が0.2秒ですから、この間隔にQRS間隔が重なると「60秒（1分間）÷0.2秒」から心拍数が300回／分と算出できます。同様に太線の間隔2つごとにQRS間隔が重なる場合は、「60秒（1分間）÷0.4秒」から心拍数が150回／分と算出することができます。

TIPS
上記の波形を計測すると、P波幅0.12秒、PQ間隔0.18秒、QRS幅0.08秒、R波高9.5mm、T波高3mmとなり、正常範囲内にあることがわかる。

WORD
▶ QTc (corrected QT)：補正QT時間と呼ばれる。QT時間は心拍数に影響を受けるため、一般的に下記の計算式で補正する。
QTc＝QT/√R－R間隔

SLIDE 4

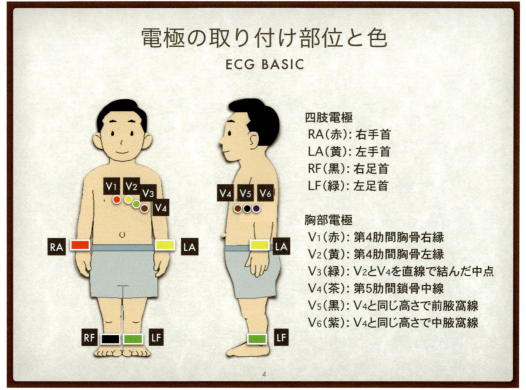

　心電図を記録する際は10個の電極を体に取り付けます。一般的にはクリップ式の四肢電極を左右の手首と足首に装着します。胸部誘導には吸盤電極が用いられ、図に示すように決められた部位に6個の電極を装着します。電極を取り付ける際は電極と皮膚との接触抵抗を下げるためにペーストを薄く塗布します。電極は部位ごとに色分けされています。取り付け間違いがないように注意し、ペーストや電極同士が接触しないようにします。ペーストの量が少ない場合や皮膚が極端に乾燥している場合、あるいは体毛によって電極が浮くような状態ではノイズが心電図に混入し、正しい記録ができないことがあるため注意が必要です。

　四肢電極は腕もしくは足の付け根に取り付けても波形に大きな変化はないとされてます。心臓カテーテル検査室のように四肢電極が手首、足首に取り付けできない場合は、腕の付け根や足の付け根に電極を取り付けることがあります。

TIPS

心臓カテーテル検査室では心電図の記録、監視にポリグラフが用いられる。電極はX線透過タイプ（X線に映らない）のカーボンリード付き電極がよく用いられる。

SLIDE 5

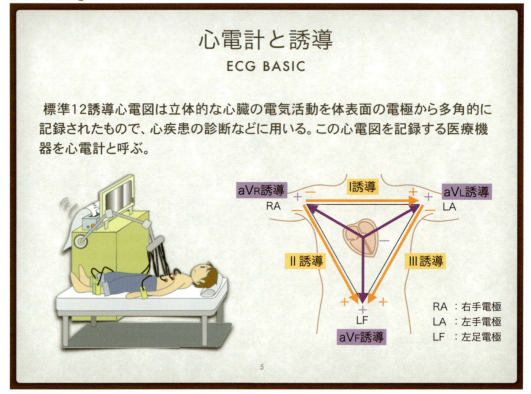

　標準12誘導心電図は立体的な心臓の電気活動を体表面の電極から多角的に記録されたもので、心疾患などの診断に用いられます。この心電図を記録する医療機器を心電計と呼びます。心電計は10個の電極を体に取り付けることで通常12の波形を記録することができます。この12の波形は"標準12誘導"と呼ばれ、肢誘導と胸部誘導に区別されます。肢誘導には双極誘導（Ⅰ、Ⅱ、Ⅲ）と単極誘導（aV_R、aV_L、aV_F）があります。胸部誘導は単極誘導（V_1、V_2、V_3、V_4、V_5、V_6）のみです。また、双極誘導の3つの誘導で作られる三角形のことをアイントーベンの三角形といいます。単極誘導はこの三角形の中心にある心臓を電気的中心とし、各電極間の電気活動を記録します。

　心電計で複数の誘導を記録することで心臓を立体的に評価することができ、電気的な異常部位の診断が可能になります。しかし、標準12誘導では心臓の右側や背面側の情報を得にくく、特殊な方法の18誘導（標準12誘導にV_{3R}、V_{4R}、V_{5R}、V_7、V_8、V_9を追加）を用いて波形を記録する場合もあります。

SLIDE 6

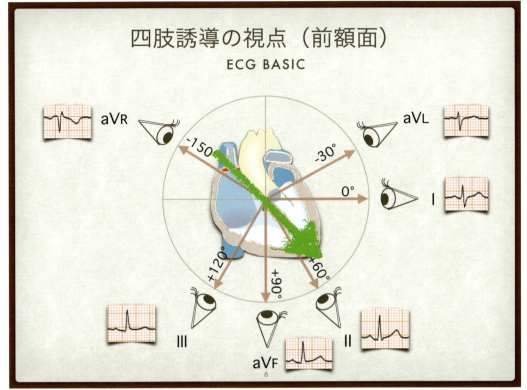

　四肢誘導は前額面で心臓を見ています。図で表わされるようにⅠ、aVL誘導は体の左側から、Ⅱ、Ⅲ、aVF誘導は身体の下方向から、aVR誘導は右肩から心臓の興奮を見ていることになります。このため、心臓に電気的な異常がある場合、各誘導から異常部位の判定が可能になることがあります。

　心電図を記録する場合、プラス側の電極からマイナス側の電極を見ていると考えることができます。波形は、プラス側の電極に興奮が向かってくる場合は上向き（陽性波形）、プラス側から見て興奮が遠ざかって行く場合は下向き（陰性波形）となります。また、Ⅰ、aVL誘導のように心臓の興奮の流れに対してプラス側の電極とマイナス側の電極が交差する場合は、上向きの波形に続いて下向きの波形が記録されます。

TIPS
心電計のほかにホルター心電計、運動負荷心電図、植込み型心電図デコーダなどがある。

SLIDE 7

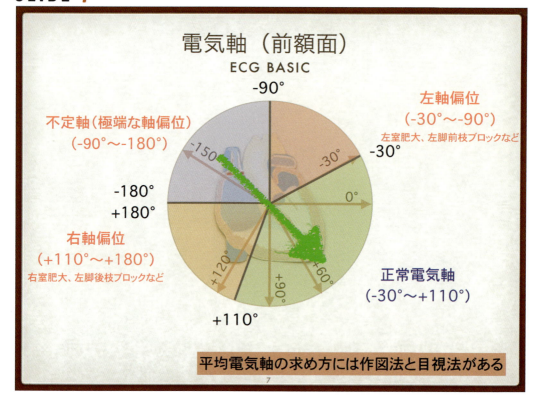

前額面で正常な心臓の興奮を見た場合、右心房から心尖部の方向へ興奮のベクトルが向きます。このベクトルの向きをQRS波の前額面平均電気軸（QRS電気軸）と呼びます。正常軸では−30°〜＋110°の範囲です。−30°〜−90°の場合を左軸偏位、＋110°〜＋180°の場合を右軸偏位、−90°〜＋180°の場合を不定軸（極端な軸偏位）といいます。左軸偏位をきたす病態としては、左脚前肢ブロック、左室肥大、水平位心などがあり、右軸偏位をきたす病態としては、左脚後肢ブロック、右室肥大、垂直位心などがあります。

QRS電気軸はⅠ、Ⅱ、Ⅲ誘導のQRS波の大きさをアイントーベンの三角形にプロットして求める作図法と、Ⅰ、aVF誘導のQRS波の大きさから簡易的に求める目視法があります。

WORD

▶心電図モニタ
心電図を長時間モニタリングし、重症患者や周術期の患者の監視に用いられる。異常を検知して警報を発生する機能を有している。セントラルモニタやベッドサイドモニタ、テレメータなどと表現されることもある。

▶ポリグラフ
複数の生体情報を記録、解析するための機器。心電図モニタとは異なり、警報機能は通常備わっていない。心臓カテーテル検査室では心電図のほかに、心内圧や心拍出量などの測定や記録を行う。

SLIDE 8

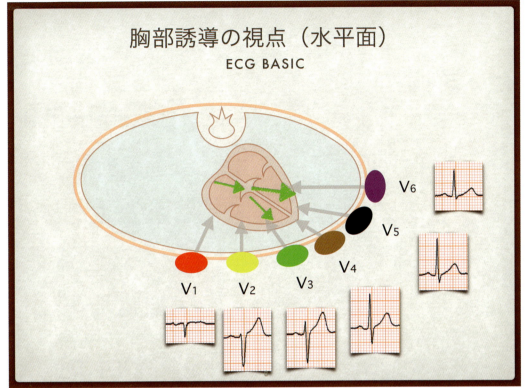

　胸部誘導では水平面で心臓を見ています。心臓を電気的中心（マイナス）として、体表のプラス側の電極から心臓の興奮を見ていると考えることができます。電極と心臓の位置が近いため、局所的な変化をよく反映し、心臓の虚血変化の部位判定にも有用です。胸部誘導ではV_1からV_6の6つの電極が用いられ、V_1は右室、V_2は右室と左室の前壁、V_3とV_4は左室の前壁と心室中隔および心尖部、V_5とV_6は左室側壁の変化をとらえることができます。

　水平面で電気興奮の流れを見ると、心室の脱分極は心室中隔の左側から始まり、右室側と左室側に進んでいきます。左室壁は右室より厚いため、興奮の大きさは右室よりも左室のほうが大きく、興奮の流れは背中側に進んで行きます。このため、前胸壁に取り付けられたV_1・V_2誘導では興奮が遠ざかる下向きの振れが大きくなり、V_5とV_6では興奮が近付く上向きの振れが大きくなります。

　通常、胸部誘導電極の取り付け部位の関係からR波はV_1から徐々に増高しV_4、V_5辺りでピークとなります。また、V_2〜V_4辺りでR波とS波の大きさが等しくなり、この部位を"移行帯"と呼び、水平面における電気軸の指標となります。移行帯がV_1、V_2に近い場合を「反時計回転」と表わし、移行帯がV_5、V_6に近い場合を「時計回転」と表わします。

SLIDE 9

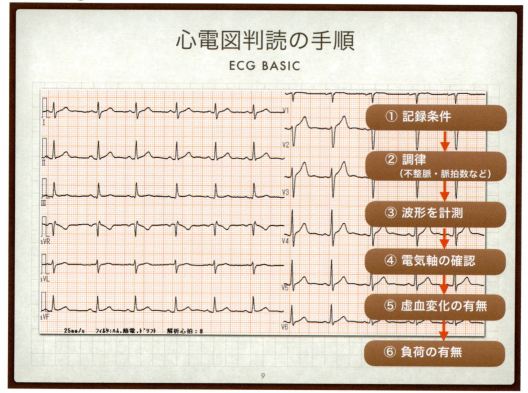

　心電図の判読は、P波とQRS波が大きく見えるⅡ誘導を用いることが一般的です。まず、心電計の記録条件を確認します。通常は25㎜/秒で、小さいマス（1㎜）の間隔が0.04秒になります。次に洞調律であるか、不整脈はないか、徐脈・頻脈はないかといった調律を確認します。調律が判定できれば、PQ間隔、QRS幅、QT時間などを計測し正常かどうか評価します。次いで12誘導波形全体を評価して平均QRS電気軸、水平面電気軸（回転）を確認します。次いで心筋虚血の有無（部位判定）、心房・心室の負荷の有無などを判定します。

　例として上記心電図を判読すると、記録条件は25㎜/秒、調律は洞調律で心拍数が72/分です。間隔は整（レギュラー）で、PQ間隔0.15秒、QRS幅0.1秒、QT時間0.38秒とそれぞれ正常範囲内にあり、電気軸はⅠ誘導、aVF誘導がいずれもプラス成分が大きいことから正常範囲内にあります。また、虚血変化や心房・心室の負荷は認めませんので、正常心電図と判断できます。

SLIDE 1

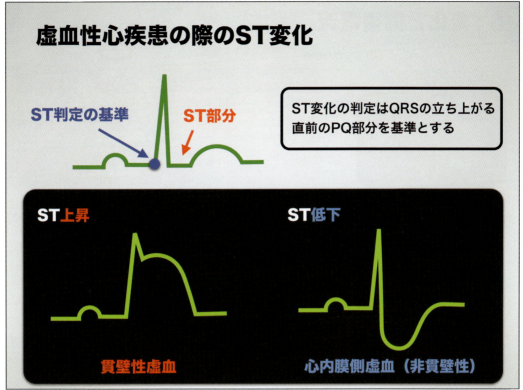

　心電図におけるST部分とは、QRS波とT波の間であり心筋の虚血を評価するうえで重要な指標となっています。このST部分は基線と同じ水平なレベルにあるのが正常であり、この部分が上がるもしくは下がるということは心筋になんらかの変化が起こっていることを意味しています。虚血性心疾患の心電図はこのST部分が上昇または低下するのが特徴的です。ST変化を判定する基線としてはQRSの立ち上がる直前のPQ部分が基準とされます。この基線と比べてST部分が上がっているのか下がっているのかが評価されます。ST部分が変化する要因として、後述する傷害電流が挙げられます。傷害電流は虚血状態に陥った心筋から発生し、その虚血の程度によりST上昇がみられる貫壁性虚血とST低下がみられる心内膜側（非貫壁性）虚血に分類されます。また、心筋炎や心膜炎といった心臓が炎症反応を起こすような疾患においても、ST部分は変化します。

　正常状態でもST部分の変化がみられる場合があります。V_1～V_3などの胸部誘導では正常でも1～3mm程度STが上昇していることが多いといわれています。また頻脈の際にみられるS波が深くなったような右上がりのST低下も正常状態でみられる所見です。そのほかにST部分が変化するものとしては、心肥大や脚ブロック、早期再分極などといったものがあります。

WORD
▶早期再分極
若年男性に多く見られる無症候性のST上昇。以前は健常人の約5％にみられる良性所見と考えられていたが、近年ではその一部に心室細動による突然死との関連性が指摘されている。

SLIDE 2

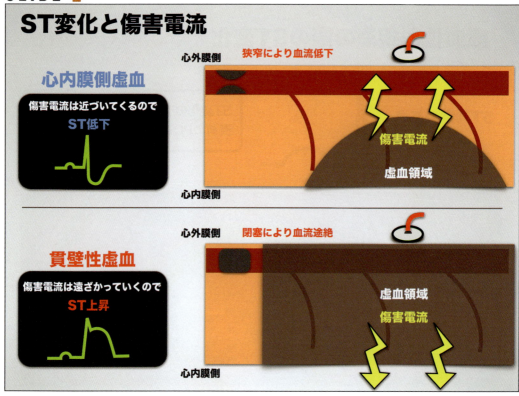

　心筋が傷害された際に発生する傷害電流は、虚血領域から正常領域に向かって流れていきます。狭心症の際、冠動脈が狭窄することによりその下流の心筋が一部虚血状態に陥ります。虚血領域となった心内膜側から正常領域の心外膜側に向かって傷害電流は流れます。これを体表面の心電図電極からみると傷害電流は近付いてくるため、基線が上方に動いてST部分が相対的に下方にシフトしてみえるため、STは低下して見えます（心内膜側虚血）。

　心筋梗塞では冠動脈が完全に閉塞し、その下流の心筋がすべて虚血領域となります。この場合、傷害電流は閉塞した手前側へと流れます。そのため心電図電極からみると傷害電流は遠ざかっていくため基線が下方に動き、STは上昇してみえます（貫壁性虚血）。また、狭心症の原因として動脈硬化と並んで多いものに、冠動脈の攣縮発作による冠攣縮があります。これは攣縮した冠動脈に面する心外膜側のみが急激に傷害されるため、心電図は心筋梗塞のようなST上昇がみられます。冠攣縮は正常状態から一気に起こるため、心電図も正常状態からいきなりSTが上昇するという形になります。

WORD

▶傷害電流

心筋の虚血状態が続くとイオン交換機能に支障をきたし、細胞内外のK^+イオンの濃度差が小さくなりK^+イオンの流出が減少する。そのため細胞内電位が正常な心筋部位よりも高電位となり、ここから正常部位に向かって流れる電流が傷害電流と呼ばれている。

SLIDE 3

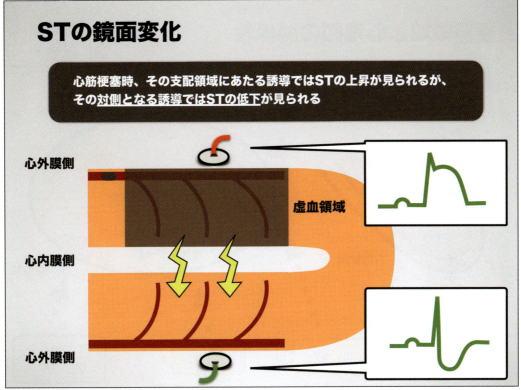

　心筋梗塞時のST変化は前述した通りですが、実はその梗塞を起こした部位の裏側、つまり対側の誘導においてもSTの変化がみられます。それがこの鏡面変化（ミラーリング）と呼ばれる現象です。梗塞部位の対側の誘導では傷害電流は近付いてくる形となるため、STの低下がみられます。

　V_1～V_4のST低下がみられるときには、その対側となる後壁の梗塞を起こしている可能性があります。心電図は通常、体の前面に電極を貼りつけるため心臓の後ろ側を観察する誘導はありません。しかしこの鏡面変化は対側となる誘導にST低下が現れるため、V_1～V_4にST低下がみられるときには後壁梗塞を起こしているかもしれないということを頭に入れておかなければいけません。

TIPS
▶梗塞部位と鏡面変化がみられる誘導
- 下壁梗塞：V_2～V_6
- 前壁梗塞：Ⅱ、Ⅲ、aV_F
- 側壁梗塞：V_1、V_2
- 後壁梗塞：V_1～V_4

WORD
▶鏡面変化
鏡面変化はミラーリングのほかもミラーイメージ、鏡像変化、reciprocal change といった呼ばれ方がある。

SLIDE 4

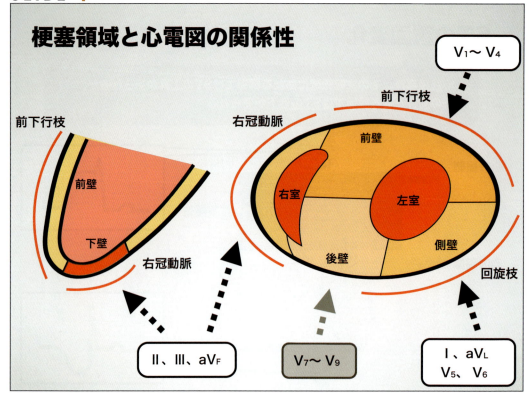

　冠動脈がそれぞれ栄養している心筋の範囲は図のようになっています。そのため心筋梗塞を起こし冠動脈が閉塞すると、その冠動脈の支配領域となる心筋が傷害されます。心電図は心臓を立体的にさまざまな方向から観察しているため、心筋に傷害が起こった際にはその部位に対応する心電図誘導でST変化が現れます。たとえば、前下行枝に心筋梗塞を起こした際には、前下行枝の支配領域である前壁の心筋が傷害されます。前壁に対応している心電図誘導は胸部誘導となるため、前下行枝の閉塞による前壁梗塞の際には主にV_1〜V_4でST変化が認められます。しかし、標準12誘導では心臓の背面側の情報を得にくいため、後壁梗塞が疑われる場合には、背中に電極を貼りつける18誘導（V_{3R}、V_{4R}、V_{5R}、V_7、V_8、V_9）を記録する場合があります。また、aV_Rは心筋炎など心臓すべてに炎症反応を起こしているようなときや、LMTに病変がある場合に変化が現れます。

■梗塞領域と心電図変化

	梗塞部位	I	II	III	aV_R	aV_L	aV_F	V_1	V_2	V_3	V_4	V_5	V_6
RCA	下壁		○	○			○						
	下壁側壁		○	○			○					○	○
LAD	中隔							○	○				
	前壁									○	○		
	前壁中隔							○	○	○	○		
	広範囲前壁	○				○		○	○	○	○	○	○
LCX	側壁	○				○						○	○
	高位側壁	○				○							

SLIDE 5

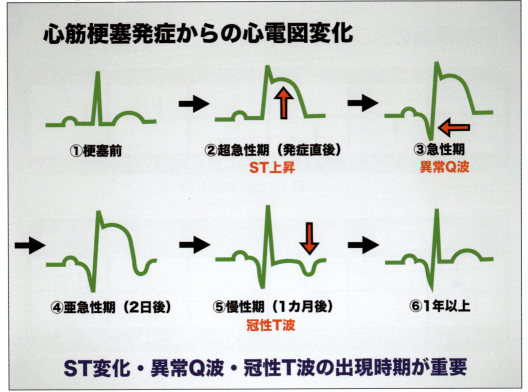

　こちらの心電図は、心筋梗塞発症からの一連の心電図変化となります。まず、発症直後にはT波が増高し、それに引きずられるようにしてSTが上昇します。STの上昇は心筋が貫壁性に傷害されていることを意味し、心筋梗塞発症直後にみられる可逆的な変化です（②）。そして、心筋の虚血が進むと陰転したQ波、異常Q波と呼ばれるものが出現します。これは、「幅が40msec以上、深さがその誘導のR波高の25％以上あるもの」と定義されていて、この異常Q波の出現は心筋の傷害が進行し壊死してしまった状態を表わしています。心筋は一度壊死してしまうと元には戻らないため、この異常Q波は生涯にわたり残ることが多いです（③）。さらに時間が経過するとT波の陰転がみられます（④）。この陰転したT波は冠性T波と呼ばれており、特徴としては「左右対象の陰性のT波」という点が挙げられ、壊死した心筋の周囲に傷害が拡がった際に出現する心筋梗塞にみられる特徴的な波形です。こちらは時間の経過で陽転することもあれば生涯残ることもあります。慢性期になると上昇していたSTも基線の高さへと戻ります（⑤）。そして、その後は異常Q波のみ残る状態となります（⑥）。

　慢性期にT波が陽転する場合ですが、これは傷害された心筋が壊死まで至らずに生存心筋が存在するときにみられます。逆に冠性T波が生涯残る場合は心筋が壊死し、線維化まで進行していることが多いといわれています。

SLIDE 6

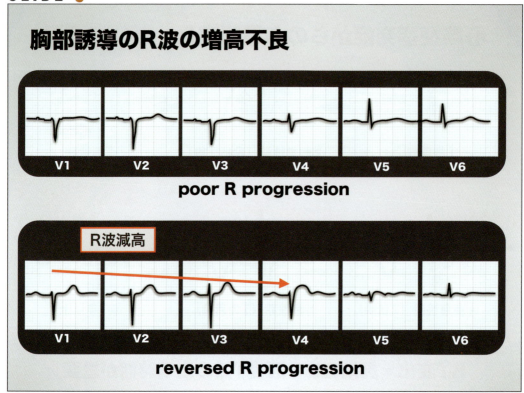

　通常、胸部誘導のR波はV₁からV₄もしくはV₅にかけて徐々に増大していきますが、poor R progression（R波増高不良）とは文字通りR波が大きくなっていかない所見です。これは胸部誘導に対応する心筋、つまり前壁の起電力が低下するためみられる変化であり、この所見はV₂、V₃の本来あるべきR波が減高している疑いがあるために前壁梗塞の疑いありと判断されます。しかし、これのみでは正常であることも多く、左室肥大、慢性閉塞性肺疾患、急性肺性心などでもみられる所見です。また、体の大きな人は体表面の心電図電極まで心臓の活動電位が伝わりにくいことがあるため、しばしばこのような所見を認めます。

　poor progressionがV₁からV₃にかけてR波がほとんど増大しない所見であるのに対し、reversed R progressionはR波が正常とは逆に減高していく所見です。poor R progressionが正常でもしばしば認められる所見であったのに対し、reversed R progressionは理論的に正常では生じ得ない所見です。実際この所見の多くに前壁中隔の心筋梗塞、拡張型心筋症などの心筋細胞の喪失を伴う病態が存在するといわれています。

SLIDE 7

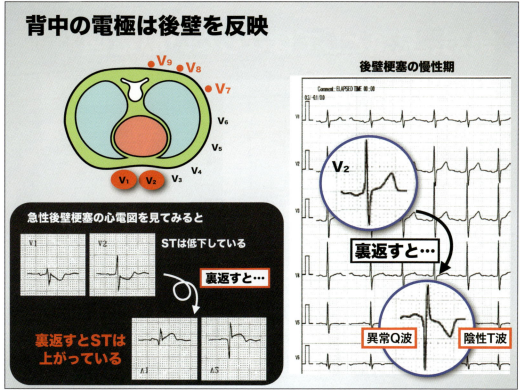

　標準12誘導心電図には心臓の背面側に電極がありません。よって、後壁の心筋梗塞ではSTの上昇や冠性T波、異常Q波がみられないことになります。そのため、後壁梗塞が疑われる場合には背中に電極（V_7、V_8、V_9）を貼りつけることがあります。しかし、実際には使用していないのが現状かもしれません。では、後壁梗塞は心電図ではわからないのでしょうか。ここで思い出して欲しいのが「鏡面変化」です。後壁の反対側は前壁になります。つまり、前胸部誘導であるV_1～V_2付近をみることにより、後壁梗塞であることを推測することができます。急性期では前胸部誘導のSTは、鏡面変化のため低下しているはずです。この誘導を鏡で映したようにひっくり返すと、STが上昇していることがわかります。また、慢性期での前胸部誘導をひっくり返すと異常Q波と陰性のT波が現れます。慢性期の後壁梗塞所見である「V_1、V_2の高いR波とT波の増高」は、実は鏡面変化を見ているのです。

SLIDE 1

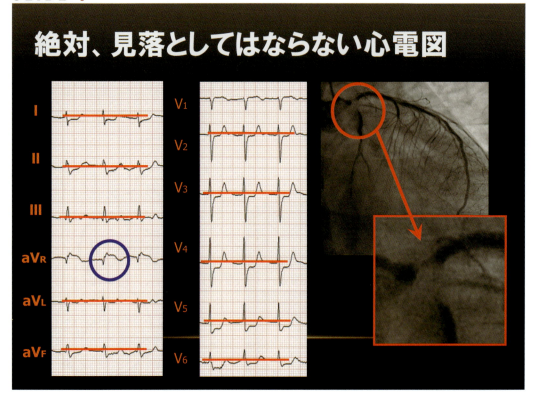

絶対、見落としてはならない心電図

　この心電図、何かわかりますか？　左主幹部病変の心電図です。大きな特徴として aVR、V1 誘導以外すべて ST が低下していて広範囲な虚血が疑われます。2 枝、3 枝病変でも同じような変化を示すことがあります。このような心電図を経験したら、「LMT 病変か多枝病変ですね」と答えることが重要です。また、もう一つの特徴として aVR の ST が上昇しています。これは、心尖部領域の虚血を示すものです。LMT 病変の 60％以上で aVR の上昇を認めますので大きなポイントになります。

　ただ、この状態はあくまで虚血の状態です。もし、LMT が閉塞すれば広範囲で ST 上昇となることがありショック状態になります。閉塞する前に LMT の心電図を把握することが患者さんの救命につながることを、常に意識して心電図を読み取ることがわれわれの使命だと思います。

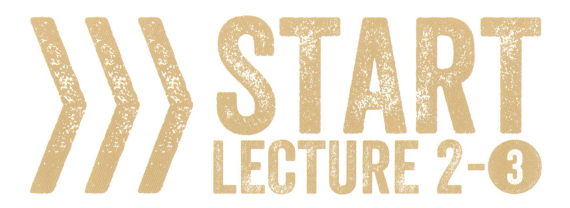

SLIDE 2

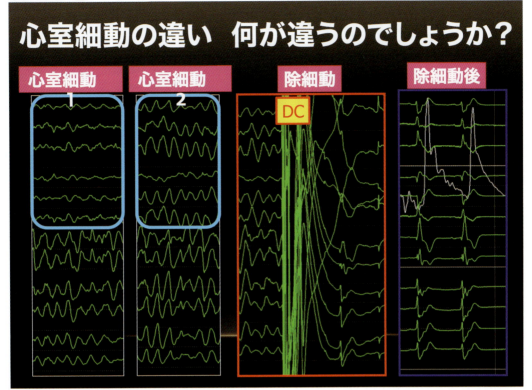

　心室細動の心電図の違いがわかりますか？　心室細動は不規則な波状の波形になりますが、実際は心臓が止まった状態です。心室細動を経験した場合、すみやかに胸骨圧迫を行い除細動する必要があります。しかし、実際、心停止の状態で胸骨圧迫をしながらPCPS目的にカテ室に来られることも経験すると思います。そこで、一つ大きなポイントを知っておくと救命率の上昇につながると思います。それは、心室細動の不規則な波には高さがあることです。しっかり胸骨圧迫を行い酸素が心臓に供給されていると波高は高くなり、酸素が供給されないと波高は低くなります。また、波高の低い状態でいくら除細動をしてもなかなか戻りません。波高が高い状態での除細動が有効なのです。
　一生懸命、胸骨圧迫を行うことが非常に重要となります。心室細動になり時間が経てば経つほど波高は低くなります。

SLIDE 3

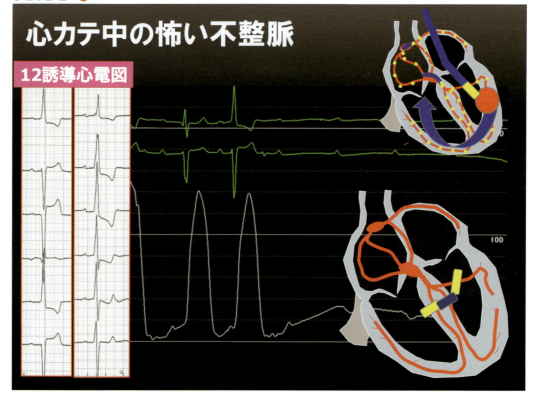

心カテ中の怖い不整脈
12誘導心電図

　心臓カテーテル中、カテーテルを左室に挿入し左室圧や拡張能の評価に左室拡張末期圧を測定していませんか？　左室にカテーテルを挿入時、カテーテルが心筋に当たり心室性期外収縮（ventricular premature contraction：VPC）が発生した経験がありませんか？　通常、左室心筋にカテーテルが当たると右脚ブロックタイプの心室性期外収縮が出現します。

　この症例は、左室圧の計測時に突然P波のみになり心静止（asystole）になりました。P波は出ているのになぜこのようなことになったのでしょう？　12誘導を見ると、なるべくしてなっていることがわかります。完全右脚ブロックに加えて高度な左軸偏位を伴っています。また、1度房室ブロックも認めます。これは、元々二枝ブロックで左脚前肢と右脚のブロックを呈しています。1度房室ブロックがあるため三枝ブロックとしても良いかもしれません。カテーテルが心筋に当たることにより左脚後枝の伝導が一過性に悪くなり、刺激伝導系の脚からの刺激が途絶えたと考えられます。カテ室入室前の心電図を理解しておけば事前に予測可能です。ちなみに、冠動脈疾患が疑われ左脚前肢ブロックを有する場合、突然死のリスクが高いとされています。また、完全右脚ブロックに加えて高度な右軸偏位を伴った場合も二枝ブロックで左脚後肢と右脚のブロックです。同様に注意してください。

WORD
▶三枝ブロック
三脚とも完全に伝導しない場合は「完全房室ブロック」になるが、二枝ブロックに1度房室ブロックが合併すると「三枝ブロック」と呼ばれる。これは三脚すべての伝導が悪いと心房から心室への伝導が悪くなりPQ間隔が延長するからである。

SLIDE 4

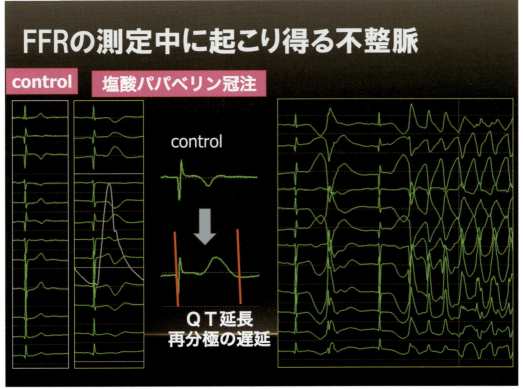

　PCIの適応決定に機能的評価として血流予備量比（fractional flow reserve：FFR）測定が施行されます。FFR施行時は冠動脈の最大充血が必要になります。施設により充血のため使用する薬剤は異なりますが、ATPや塩酸パパベリンを使用するのが一般的です。特に、塩酸パパベリンは、15秒で冠注し比較的短時間（30秒から60秒でピーク）で評価が可能なため、多くの施設で使用されています。しかし、心電図のQTが延長し心室細動になるケースが全体の2％とされています。QTが延長すると一発のVPCでも容易にR on T（次項参照）になり心室細動になってしまいます。ぜひ、FFRで塩酸パパベリンの使用時には心電図を注視し、QTが急激に延びていないか注意してください。併わせて、冠注を15秒としていますが、急速に塩酸パパベリンを冠注してしまうとQTが急激に延び、心室細動の危険性がさらに増します。われわれからも、冠注の注意を伝える必要があると思います。

SLIDE 5

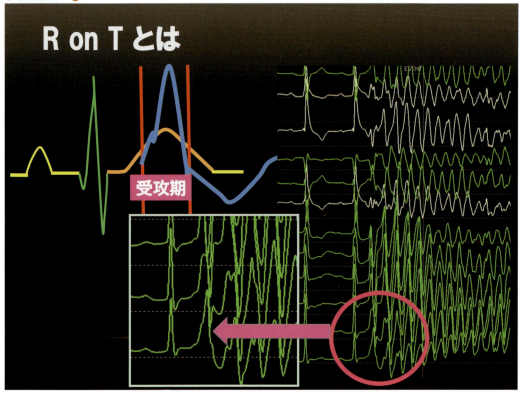

　R on Tとは、先行するT波の上に心室性期外収縮のR波が乗ったものをいいます。1つの心室性期外収縮でも簡単に心室細動に移行することがあります。心室性期外収縮がT波の頂点から40msec以内とされ、先行する心拍のQT時間と心室性期外収縮の連結期が0.85より小さいとされています。この時期は、心電図上で受攻期とされ、細胞の閾値が低下し電気的に不安定な時期で心筋の興奮レベルが乱れやすくなっています。

　健常な人が、R on Tになってもすべての人が心室細動になるわけではありません。たとえば、電気生理学的検査（electrophysiologic study：EPS）やアブレーション施行時、機械的にR on Tにしても簡単には心室細動は起こっていません。しかし、カテーテルを受ける患者さんは、なんらかの器質的障害がある可能性があると考えるべきであると思います。虚血のある患者さんは、一発のVPCが命取りになることの認識を、ぜひ持っていただきたいと思います。

SLIDE 6

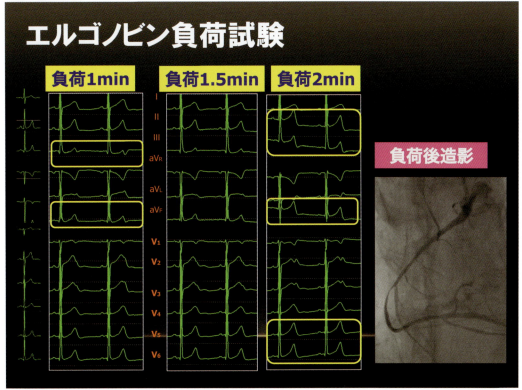

　虚血の不整脈について症例を基に考えてみましょう。症例は、60歳・男性で、2週間前より夜間に3～4分持続する胸の真ん中を差し込むような痛みを訴え受診しました。労作時には症状はありません。心電図はⅢ誘導でsmall Qを認めるも明らかな異常所見は認めず、心エコー、胸部X線写真、血液生化学検査は正常範囲でした。また、トレッドミル運動負荷試験を施行しましたが陰性でした。夜間、安静時胸痛の主症状より血管攣縮性狭心症を疑い、カテーテル検査によるスパスム誘発試験（エルゴノビン負荷）目的で冠動脈精査となりました。労作時の胸痛は動脈硬化性、安静時の胸痛は血管攣縮性と考えられます。そのほかの検査結果も異常を示していないことから、一過性の胸痛のため安静時狭心症を疑います。

　冠動脈造影上、血管に明らかな狭窄を認めなかったためエルゴノビン負荷試験を施行しました。右冠動脈にエルゴノビン30μgを2分で冠注します。負荷1分で若干ではありますがⅢ、aVF誘導でSTが低下しているのがわかりますか？　その後、患者さんは胸部違和感を徐々に訴えてきました。1.5分ではまだ明らかな心電図のST上昇は認めていません。2分ではまだ軽い胸痛でしたがⅡ、Ⅲ、aVF、V5～V6誘導でT波の増高を認めました。この時点で右冠動脈の造影を施行しseg.2に75～90％でした。心電図変化と軽い胸痛で陽性と判断されましたが、確実な狭窄確認のため1分後、再造影となりました。

　エルゴノビン負荷試験では心電図の上昇のみを気に掛けていると思いますが、ぜひ、ST低下も見逃さないようにしてください。ST上昇の前に必ずST低下が起こります。ST低下を見ることで早めの予測が可能です。また、対側誘導の鏡面変化を見ることも重要です。この症例の場合、Ⅰ、aVL、V1～V3で明らかな鏡面変化が起こっていますが、Ⅱ、Ⅲ、aVFの上昇より明らかに早く、観察が可能です。

SLIDE 7

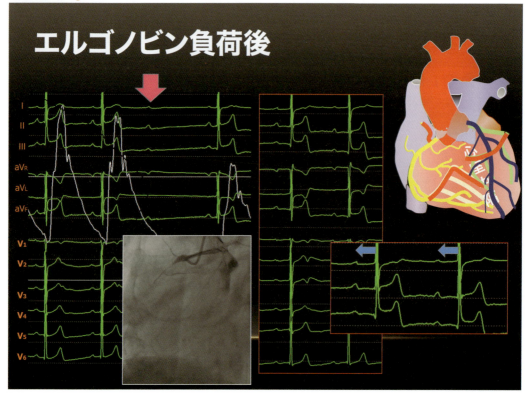

エルゴノビン負荷後

　負荷後1分の経過を確認していましたが、30秒後に突然QRSが脱落し房室ブロックが出現しました。同時に明らかな胸痛とST上昇を認めたため、1分待たずに再造影を行いました。右冠動脈のseg.1で完全閉塞となっていました。その時点の心電図では、Ⅱ、Ⅲ、aV_F誘導でST上昇とともにPQ延長を認め、1度房室ブロックになりました。明らかな陽性基準を満たし、攣縮の解除のため亜硝酸薬の冠注となりました。なぜ、エルゴノビン負荷中にQRSの脱落や1度房室ブロックを呈したのか……。右冠動脈は、刺激伝導系の洞結節および房室結節に栄養を送っています。洞結節へは60％、房室結節へは90％といわれています。右冠動脈にスパスムが起これば、当然、洞結節や房室結節への血流が減少し栄養が不足することになります。この症例は、P波があるため洞結節は問題がなく、房室結節に栄養を送る房室結節枝が虚血になっている可能性が想像できます。

SLIDE 8

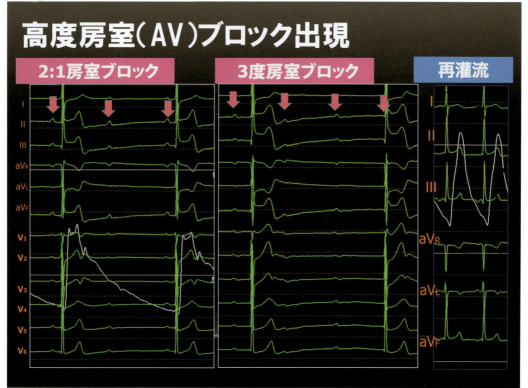

　亜硝酸薬冠注を開始しましたがST上昇はすぐには戻らず、2：1房室ブロックになり血圧低下を認めました。2：1房室ブロック後さらに3度房室ブロック（完全房室ブロック）に移行したため、一時ペーシングの適応としました。その後、亜硝酸薬を3回冠注しましたがST上昇はなかなか回復せず、再疎通が困難でした。

　この症例のように、難治性の攣縮があることをぜひ知っておいてください。また、このような症例に対し、攣縮の解除を焦るあまり亜硝酸薬を急速に冠注すると心室細動に簡単になります。亜硝酸薬の冠注はゆっくり行うことと合わせ、迅速な不整脈への対応を行っていく必要があります。再灌流すると心電図のST変化は完全に回復し、不整脈は戻ります。虚血による不整脈は一過性のものであり、血流が回復すれば必ず戻ります。

SLIDE 9

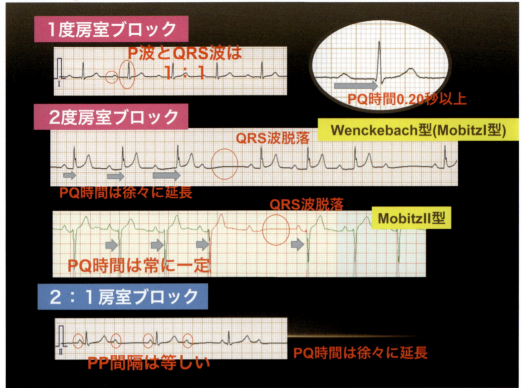

　1度房室ブロックは、P波とQRS波は1：1の関係ですが、PQ時間が延長していることをいい、0.20秒以上の延長を認めます。右冠動脈の房室結節枝の血流の遅延などでも起こります。

　2度房室ブロックは、Wenckebach型（MobitzⅠ型）とMobitzⅡ型があります。Wenckebach型は、PQ時間が1拍ごとに徐々に延長したあとQRSが完全に脱落します。MobitzⅡ型は、PQ時間は常に一定ですが、突然QRS波が脱落します。Wenckebach型が房室結節でのブロックに対し、MobitzⅡ型はより下位のヒス束から心室までのブロックでペースメーカの適応になることがあります。

　2：1房室ブロックは、PP間隔は一定ですが、QRS波が、P波2回に対し1回しかつながらないことになります。つまり洞結節から出た刺激に対し、2回に1回しか心室につながらないことを意味しています。また、これが、P波3回に1回以上つながらない場合を高度房室ブロックといい、重症度の高い不整脈になります。

SLIDE 10

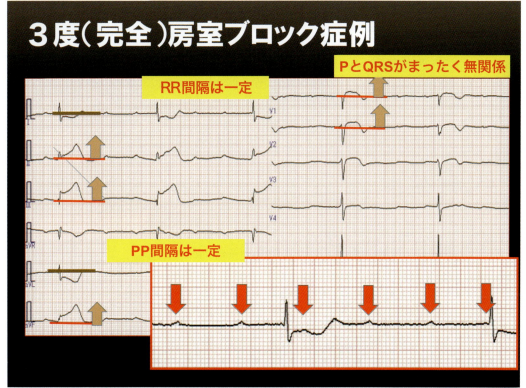

■急性の下壁心筋梗塞症例から学ぶ

　完全房室ブロックは3度房室ブロックともいわれ、P波は一定の間隔で出現し、QRS波も一定の間隔で出現します。しかしP波とQRS波がまったく関係なくお互いが別々の間隔で出ます。すなわち、心房と心室が無関係に動いていることになります。心筋梗塞で房室結節枝にまったく血流が行かなくなると、房室結節で完全にブロックされた状態になることがあります。急性の心筋梗塞で完全房室ブロックになると、一時ペーシングの適応になります。このとき、血圧などの血行動態の変化を観察し早急な対応が必要です。

　この症例は、今まで高血圧以外の既往歴のない患者さんです。胸部、背部違和感を訴え近医を受診し、心電図上、Ⅱ、Ⅲ、$_aV_F$、V_1〜V_2でST上昇、完全房室ブロック（心拍数30回／分）を認めたため緊急搬送されました。心エコーにて下壁領域の基部から心尖部に壁運動異常（asynergy）を認め、広範囲の右冠動脈の心筋梗塞で緊急カテになりました。心電図上、Ⅱ、Ⅲ、$_aV_F$のみでなく完全房室ブロックがあることで房室結節枝に傷害があること、V_1〜V_2のST上昇を認めることより右室枝の閉塞が疑われること、以上によりseg.1の閉塞の可能性が高いと考えられます。ただ、心エコー上、右室の壁運動異常がないことで右室枝は大きくなく、幸い右室梗塞には至っていないと思われます。

SLIDE 11

いかに早く血行再建するか

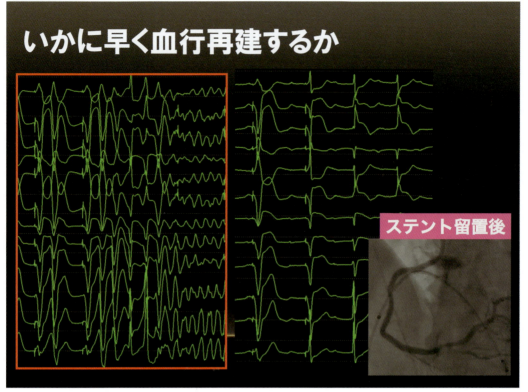

　カテ室入室後、すぐに一時ペースメーカを挿入しペーシングレート70でペーシングを開始しました。血圧は安定し冠動脈造影（coronary angiography：CAG）を施行したところ、右冠動脈seg.1で完全閉塞でした。洞結節枝も閉塞していましたが、幸い回旋枝より洞結節へ血流が流れていました。ガイドワイヤーにて再疎通後、小径のバルーン（1.5㎜）で拡張し再灌流を得ることができました。完全にペーシングに依存していましたが、単発のVPCが先行するペーシングのT波にVPCのR波が乗っていました。

　R on Tの危険性を認識してペーシングレートを90まで上げましたが、VPCが頻発し心室頻拍から心室細動に移行しました。除細動後もVPCは頻発していましたが、早急に至適バルーンで拡張しステント留置を行いました。ステント留置後、自己脈が再開しVPCは消失しました。再灌流により一時的に不整脈が頻発しましたが、血行再建によりVPCも消失し完全房室ブロックも洞調律に戻りました。キシロカインなどの抗不整脈薬も使用していましたが、心室細動を防ぐことはできませんでした。今回の症例は、血圧が許すのであるならばペーシングレートをさらに上げ、期外収縮の出現を抑えるよう高頻拍ペーシングを行ってR on Tを防ぎ、できるだけ早く血行再建するほうがよかったか、考えさせられる症例でした。

　完全房室ブロックで術中、心室細動まで合併しましたが、終了時は、心電図上Ⅱ、Ⅲ、aV_F、V_1ST上昇は残るものの洞調律で1度房室ブロックまで回復していました。また、カテ終了時、1度房室ブロックは、4病日後にはPQも短縮し正常に戻っています。虚血による不整脈は、心筋梗塞でも確実に血行再建すれば完治します。

SLIDE 12

期外収縮の発生機序を知っておこう

- リエントリー
  虚血性心疾患で心筋興奮性の亢進・不均一が生じている場合や、心筋症などによって傷害された変性心筋が基盤となって心筋の一部に生じる刺激伝導異常。
- 異常自動能の亢進
  心筋細胞の障害などで、刺激伝導系以外の細胞が自動能を持ち、自ら命令を出す。
- triggered activity（撃発活動）
  引き金となる刺激(trigger)により、異常な活動電位が誘発される。

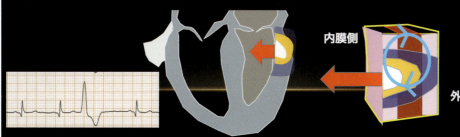

■期外収縮の発生機序を知っておこう

　期外収縮は心室の局所から同調律の興奮よりも早期に興奮が出現したもので、心筋細胞のイオンや細胞膜電流に異常をきたし、健常細胞と虚血細胞との微妙な電位の差により起こります。

　発生機序には、大きく分けて3つの原因があります。1つ目は、リエントリーで、心筋内で回路が形成され、それを回って期外収縮が発生します。心筋梗塞では、壊死層と正常心筋の間で回路が形成され心室頻拍が起こることがあります。発症から24時間経過した亜急性心筋梗塞（recent myocardial infarction：RMI）の持続した心室頻拍はリエントリーによるものとされています。異常自動能の亢進は、心筋細胞の傷害で起こるとされています。再灌流によって起こるVPCがあてはまります。撃発活動は、なんらかの刺激により発生するものですが、カテーテルが左室心筋に当たったり、PCI中にガイドワイヤー操作で心筋側に当たることによりVPCが出現することも意味しています。

SLIDE 13

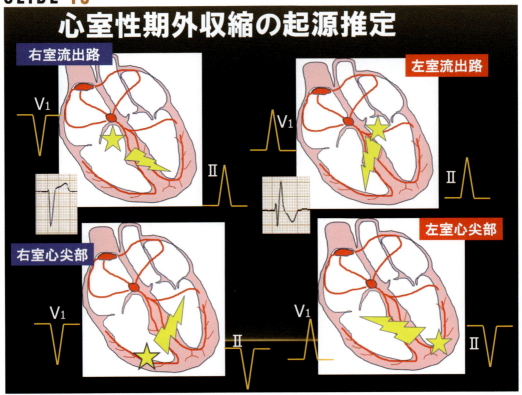

　PCI中、ガイドワイヤー操作で心室性期外収縮を経験することはありませんか？　特に、完全慢性閉塞（chronic total occlusion：CTO）治療中、ガイドワイヤーが違う枝などに入り心室性期外収縮が出ることは決して珍しくありません。心室性期外収縮の波形を知ることでガイドワイヤーが違うところを通っていることが予測できます。心室性期外収縮には、右脚ブロックタイプと左脚ブロックタイプの2つがあります。V_1とⅡ誘導を見ればどこから期外収縮が出たか判断ができます。V_1で下向き、すなわち左脚ブロックでⅡ誘導で上向きだと右室流出路近傍、Ⅱ誘導で下向きだと右室心尖部になります。また、V_1で上向き、すなわち右脚ブロックでⅡ誘導で上向きだと左室流出路近傍、Ⅱ誘導で下向きだと左室心尖部近傍になります。ガイドワイヤーの走行を見ながら期外収縮の形を見ておけばガイドワイヤーが心筋に当たってしまったかすぐに判断でき、冠動脈穿孔をわれわれで防ぐことができます。右脚か左脚で心室を、Ⅱ誘導で上か下を見ればいいのです。

SLIDE 14

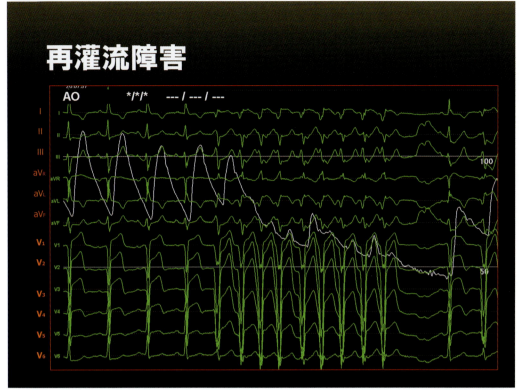

　PCIにてガイドワイヤーでseg.7通過後、小径（1.5mm）のバルーンで拡張後、再灌流したときの心電図です。心室頻拍が出現しています。再灌流時、STの再上昇や不整脈の種類によりますが、ほとんどの症例でなんらかの不整脈が出現します。前下行枝の場合、期外収縮の出る可能性は90%とされています。この不整脈を再灌流性不整脈（reperfusion arrhythmia）といいます。左冠動脈は、頻拍性、右冠動脈は徐脈性のものが発生します。ただ、この症例のように短時間で心室頻拍が停止する場合は重篤に至りませんが、持続して血圧低下を伴ったり心室細動に移行した場合、死に至る危険性があることを認識しておく必要があります。また、心筋梗塞で心筋がダメージを受けているときは、一発の心室性期外収縮の出現でもR on Tで心室細動になります。

SLIDE 15

PCI時だけでなく起こる再灌流障害

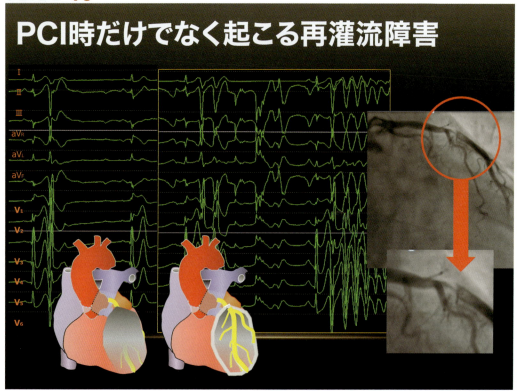

　急性期にPCIを行った場合、再灌流直後に胸痛が増悪したり、不整脈が出現したり、心電図の変化が増悪するなどの徴候を認めます。再灌流することにより虚血心筋に対する正常血液（虚血血液より浸透圧が低い）による急激な浮腫や、大量のカルシウムイオンの流入、酸素消費量の増大により心筋収縮が過剰になり、機械的ストレスとなって壊死を引き起こすことが原因と考えられています。すなわち、再灌流により心筋梗塞領域はすべて完全に回復するわけではなく、一部の心筋の壊死が加速されることにより不整脈が発生すると考えられます。

　心電図上、V_1～V_3でST上昇を認め前壁の急性心筋梗塞で緊急カテに搬送された患者さんです。カテ室入室後、意識は明瞭で胸痛は比較的落ち着いていました。カテ台に移動後、突然、胸痛の増大を訴え、12誘導心電図を急いで装着したところ、突然、心室性期外収縮が頻発し、先行するT波に心室性期外収縮のR波が乗ったR on Tに近い不整脈が出現し始め、心室頻拍から心室細動に移行しました。すぐに除細動を行い冠動脈造影を施行すると、前下行枝seg.7で自然再灌流していました。プラークラプチャー像を認め血栓を疑う透亮像が確認できます。PCI中に再灌流が起こることは予測可能ですが、搬送時やカテ台移動時に自然に起こり得ることを認識する必要があります。患者さんの症状が少しでも増悪したときは要注意です。

SLIDE 16

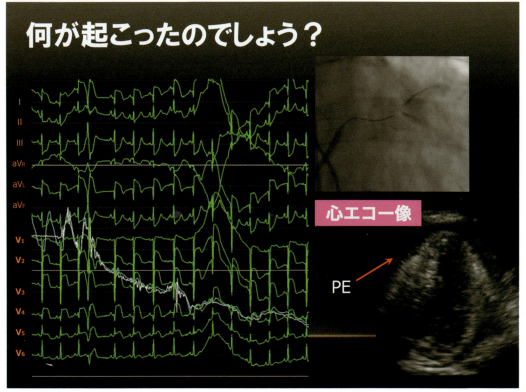

　心電図でⅠ、aV_L、V_2〜V_5でST上昇、Ⅰ、aV_LでQ波、V_2〜V_3でQSを認める発症後10時間を経過した前下行枝の急性心筋梗塞症例です。治療目的でカテーテル室に入室し、seg.6で完全閉塞しているためPCIとなりました。ガイドワイヤーで前下行枝を選択中、一発の心室性期外収縮が出現し大動脈圧の脈圧がなくなり急激に低下していきました。その後、徐々に脈も遅くなり、心静止の状態になりました。何が起こったのでしょうか？

　心筋梗塞の最悪な合併症である"心破裂"です。期外収縮一発の出現で自由壁が裂け急激な心タンポナーデになった状態です。急速に心嚢水が貯留した場合、心臓はまったく動くことができなくなります。今回の心電図のように、心電図は出ているが脈圧がなく血圧がなくなる。無脈性電気活動（pulseless electrical activity：PEA）の状態になります。このような場合、いかに早く心破裂に気が付き、心嚢ドレナージを行って心タンポナーデを解除し、PCPSを用いて血行動態を確保しながら外科的緊急手術を行うかにより救命の有無が変わります。

　心破裂は、高齢者、女性、高血圧患者に多く、左室自由壁破裂が右室自由壁破裂の7倍、前下行枝の末梢または側壁に発症しやすく、左室の20％以上の貫通性心筋梗塞に合併しやすいです。心筋梗塞の発症後1日から3週間に起こる率が高いですが、特に1〜4日がいちばん多いです。心筋壊死領域で菲薄化した左室拡張領域が破裂しやすく、梗塞中央部より正常領域との境に起こりやすいです。

LECTURE 3

PCIを知る。

❶ 穿刺部位と止血方法を理解しよう！
演者：太田悦雄

❷ どんなデバイスがありますか？
演者：赤松俊二

❸ デバイスをより詳しく
演者：野崎暢仁

❹ カテーテル室で出会う薬剤
演者：太田悦雄

SLIDE 1

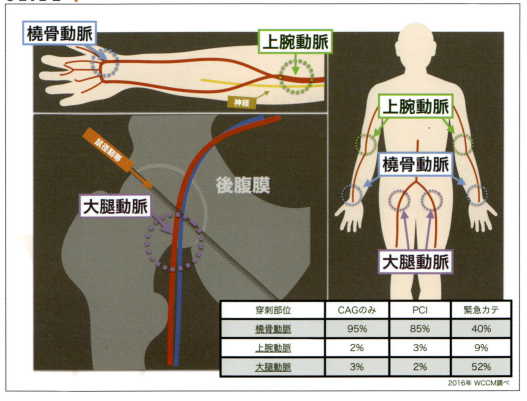

穿刺部位	CAGのみ	PCI	緊急カテ
橈骨動脈	95%	85%	40%
上腕動脈	2%	3%	9%
大腿動脈	3%	2%	52%

2016年 WCCM調べ

　心臓カテーテル検査での穿刺（アプローチ）部位は橈骨動脈、上腕動脈、大腿動脈の3カ所が用いられます。それぞれの穿刺部位には特徴があり、手技や病態・患者に合わせた部位が選択されることになります。WCCMがアンケート調査したところ、冠動脈造影（CAG）のみの場合は95％と多くの施設で橈骨動脈アプローチで行われている結果となりました。PCIでも85％の施設で橈骨動脈アプローチで行われていることがわかりました。しかし、急性冠症候群などの緊急カテーテルでは52％の施設で大腿動脈から行われており、橈骨動脈アプローチは40％にとどまっている結果となりました。

　橈骨動脈アプローチは患者の術後の負担に関して制限されることが少ないことが大きな特徴の一つです。しかし、血管径が細く6F程度のシースしか挿入することができません。また、穿刺による血管刺激によって血管攣縮を誘発することもあり、シースを挿入することが困難な場合もあります。これに対し上腕動脈は血管径は比較的太くなりますが、付近に神経が通っており穿刺や圧迫によって神経を傷つける場合があり注意が必要です。

　一方、大腿動脈は血管径がこのなかで最も太く、緊急IABPやPCPSなどの補助循環も挿入することができることから、緊急カテーテルの際には大腿動脈アプローチで行う施設が多いということになります。大腿動脈アプローチで注意しなくてはならないことは、鼠径靭帯より末梢側で穿刺しなくてはならないということです。鼠径靭帯より中枢側は後腹膜内となるため、術後穿刺部位を圧迫しても適切に圧迫することができず、止血困難となることがあります。また、万が一出血した際に後腹膜内に出血するため、発見が遅れることがあります。

SLIDE 2

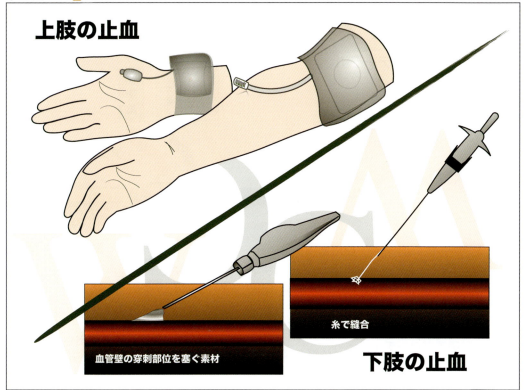
上肢の止血 / 下肢の止血
血管壁の穿刺部位を塞ぐ素材 / 糸で縫合

　穿刺部位の止血は従来、用手圧迫による止血が主流でした。用手圧迫は術者が止血状況を確認しながら止血を行えるため、より確実に止血を行うことができます。しかし、圧迫中は術者が拘束されることなどから、止血のためのデバイスが使用されることが多くなっています。

　上肢の止血デバイスはバンドタイプのものが多く、透明のビニール製のため穿刺部位を観察することができ、止血の確認が容易に行えます。確実な止血のためには穿刺部位付近の関節を動かさないことが最も大切であり、患者さんの協力が必要です。注意事項を説明し、再出血があればすぐにスタッフに伝えるようにしておくことが大切です。安静を保つことが困難な場合にはシーネ固定などを行う必要があります。圧迫デバイスの減圧のタイミングは、施設でプロトコールを定めて注意深く減圧していきます。また、長時間の圧迫により神経障害を起こす場合があるため、痺れの訴えなどがあった場合には止血具合を確認しながら速やかに減圧することが必要です。

　下肢の止血には穴を直接塞ぐ止血デバイスが用いられます。シースを抜去すると同時に止血デバイスを血管壁に挿入し、穴が開いている部分を塞ぐ素材を注入したり、穴自体を糸で縫合するようなデバイスがあります。いずれのデバイスにおいても、穿刺部位の血管壁に石灰化や高度動脈硬化があった場合には止血することが困難な場合もあるため、デバイス使用前に血管造影を行い穿刺部位の確認をすることが必要です。不完全止血の可能性もあるため、止血デバイスを用いたとしても念のため圧迫止血をしておくことが必要な場合もあります。

SLIDE 1

ガイディングカテーテル

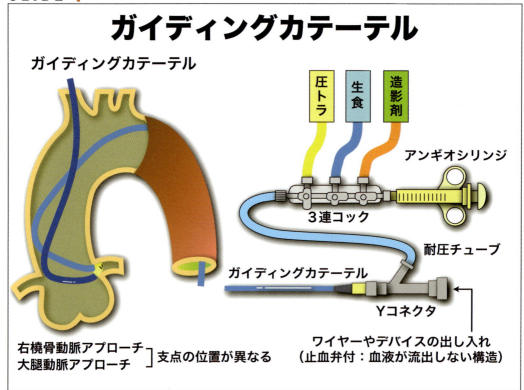

　ガイディングカテーテルの役割は、病変の観察や治療を行うために道具（デバイス）を冠動脈に導くことです。デバイスを通すため診断カテーテルに比べて大きな内腔とデバイスの通過性を良くするために滑らかな内層になっています。トルク性能（回転追従性能）や耐キンク性能（折れにくい性能）のためにワイヤー補強がされていますが、冠動脈を傷つけないように先端は柔軟な構造になっています。外径表示はフレンチ（F）、内径表示はインチ（"）で表わされますが、最近はmm表示も併記されています。5〜8Fを使用しますが、サイズにより使用可能なデバイスが変わります。大きいサイズを使用するとデバイスの使用制限もなくなりますが、侵襲が大きくなり造影剤の使用量も多くなるため検査治療内容に応じて使い分けることが重要です。カテーテルには多くのバリエーションがあり施設により使用する種類はさまざまです。冠動脈入口部の偏位や上行大動脈の拡大などによっても使い分けが必要になります。また、右橈骨動脈からのアプローチと大腿動脈からのアプローチではカテーテルの支点位置が異なるため、サイズや形状が変わることもあります。ガイディングカテーテルがきちんと冠動脈にかからないと、その後の手技がスムーズに進行しないため、ガイディングカテーテルの選択は非常に重要となります。

WORD
▶フレンチ／インチ
ガイディングカテーテルの外径を表示する単位がフレンチ(F)、内径を表示する単位がインチ("）。1F = 0.33 mm、1" = 25.4mm

START LECTURE 3-②

SLIDE 2

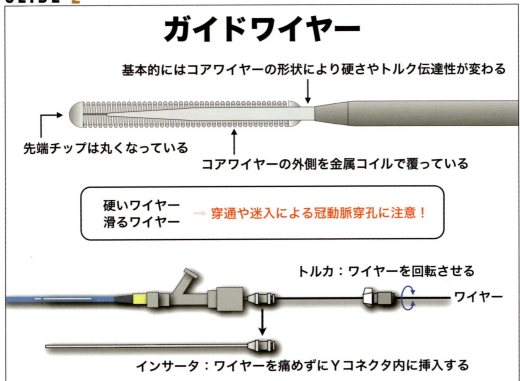

　ガイドワイヤーはデバイスを病変部まで運搬するための線路として用いられます。つまり、病変をガイドワイヤーが通過しない限りその後の手技ができないということになります。ガイドワイヤーのサイズはインチで表わされ、一般的には外径が0.014インチ（0.36㎜）のものが用いられます。シャフト部分からコアと呼ばれる部分に移行し、テーパーをかけながら先端チップに接続されます。コア部分の先端部はテーパーがかかり細くなっているため、コイルを巻いて太さを調整しています。単純ではありませんが、シャフト部分の硬さによりサポート性が決まり、コア部分の形状によりガイドワイヤーの硬さやトルク性能が決まります。トルク性能が良くないと任意の方向にガイドワイヤーを向けられないことになります。滑りを良くするには親水性コーティングを施します。ポリマージャケットで覆ったものはさらに滑りが良くなります。枝への迷入防止や先端の感触を得やすいように、先端のみ親水性コーティングをしていないものもあります。ワイヤーにはさまざまな種類があり、血管走行や病変性状に応じて使い分けられます。

SLIDE 3

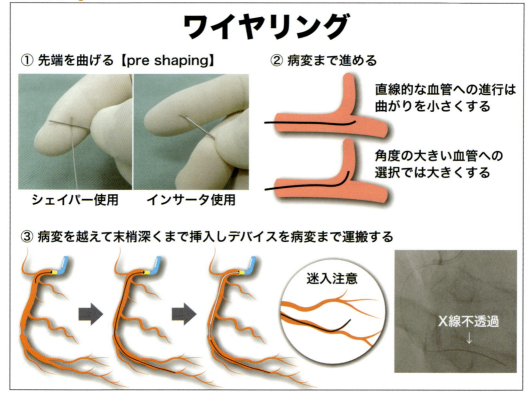

　任意の方向にガイドワイヤーを導くためにはガイドワイヤーの先端を曲げる必要があり、これを「pre shaping（プレシェイピング）」といいます。ワイヤーを真っ直ぐに進める場合や分岐角度の小さい枝に進める場合は、ワイヤー先端を小さく曲げます。逆に、分岐角度の大きな枝に進める場合は曲げを大きくしないとその枝に入っていかないことになります。さまざまな角度に対応しやすいように二段階に曲げる場合もあります。血管損傷を防止するためワイヤーは回転を加えながら進めていきますが、抵抗がある場合は無理に押さないことが血管損傷防止には大事です。ワイヤーがどこにあるかがわかるように先端はX線不透過になっているため、ワイヤー先端が常に透視の視野内に入るようにします。ワイヤーが目的の血管に到達し病変を通過すれば、ワイヤー先端はなるべく末梢深くに留置させます。こうすることによりデバイス挿入時の固定が良くなるとともに、誤って少し抜けても病変から抜ける心配がなくなります。ただし、末梢深くに留置させるといっても先端が枝深くに迷入しないように注意しないと、穿孔してしまう危険性があります。

SLIDE 4

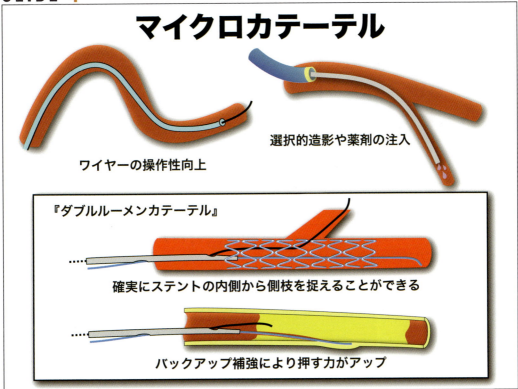

　マイクロカテーテルは血管内に挿入して使用する細くて柔らかいカテーテルです。冠動脈貫通用カテーテルとして分類されているものもありますが、ここでは総称して「マイクロカテーテル」と呼ぶことにします。使用方法は多岐にわたりますが、主な目的はワイヤリングの補助とガイドワイヤー交換時での使用になります。蛇行した血管のワイヤリングはガイドワイヤーと血管壁との摩擦を起こしやすく、その抵抗によりワイヤーコントロールが難しくなります。そこで、マイクロカテーテルを使用することにより血管壁との摩擦が軽減されるためガイドワイヤーの操作性が向上します。また、病変が複雑になればガイドワイヤー先端の形状を頻繁に変えることがあります。その場合でも、マイクロカテーテルを使用すると容易にガイドワイヤーの入れ替えができます。そのほか、カテーテル先端からの選択的造影や薬剤注入、ガイドワイヤー穿孔時にはマイクロカテーテルから陰圧をかけて血管を虚脱させて止血を行います。マイクロカテーテルのなかにはダブルルーメンタイプのカテーテルがあり、これを使用すると側枝選択やバックアップ補強に役立ちます。

　これらマイクロカテーテルの抜去は、後述するオーバーザワイヤーバルーンカテーテルの抜去方法に準じます。

SLIDE 5

バルーンカテーテル

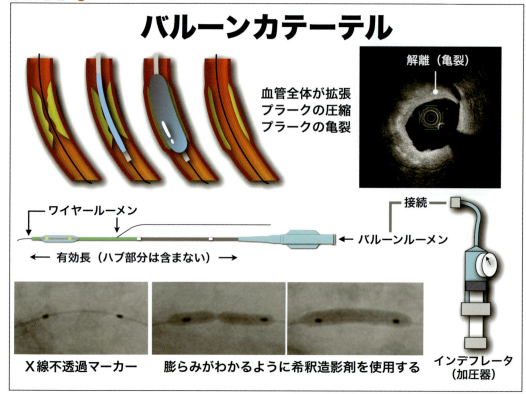

　病変部を拡張させるものがバルーンカテーテルです。インデフレータと呼ばれる加圧器を用いてカテーテル先端に付いたバルーン（風船）を膨らませることにより、狭窄した冠動脈を物理的に拡張させます。バルーンが正しい位置で膨らんでいることがわかるように、バルーンにはX線不透過マーカーが付いています。また、バルーンがきちんと膨らんでいることがわかるように希釈造影剤を用いてバルーンを拡張させます。このとき、造影剤が濃いと粘性が高くなり応答性が悪くなるため、生理食塩水で2倍から3倍に希釈した造影剤を使用します。この操作により血管自体の拡大、プラークの圧縮と亀裂により内腔が広がると考えられます。ただし、いったん拡大した血管の弾性反跳（elastic recoil）や新生内膜の過剰な増殖により、慢性期には30〜50％の症例に再狭窄や閉塞が起こるといわれています。また、解離や血栓により急性閉塞が起こることもあります。そのため、バルーンのみの治療で終わることは少なく、ステントを留置することが多くなっています。

WORD
▶ inflation／deflation
インデフレータで加圧することによりバルーンを膨らませることを「inflation（インフレーション）」、インデフレータで減圧することによりバルーンをしぼませることを「deflation（デフレーション）」といいます。

SLIDE 6

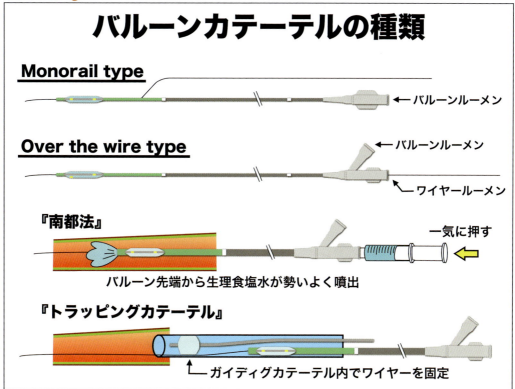

バルーンカテーテルにはモノレール（monorail）タイプとオーバーザワイヤー（over the wire）タイプがあります。モノレールタイプは現在のバルーンカテーテルの主流で、先端部分しかワイヤーが通過する部分がないためワイヤーを残したままバルーンを簡単に交換することができることから、ラピッドエクスチェンジ（rapid exchange）タイプともいいます。

　オーバーザワイヤータイプは全体が管腔構造になっているため押す力（プッシャビリティ）に優れています。バルーンを交換する場合はガイドワイヤーが抜けないような工夫が必要になります。その一つは延長用ガイドワイヤーを接続して抜く方法です。また、インデフレータまたはシリンジをワイヤールーメンに接続して一気に生理食塩水を注入すると、カテーテルがガイドワイヤーの上を滑るようにして抜けてきます。これを「南都法」といいます。トラッピングカテーテルというデバイスを利用すると確実にガイドワイヤーを固定したままバルーンカテーテルを抜去できるため、複雑な病変で苦労して挿入したガイドワイヤーの保持に重宝されています。オーバーザワイヤータイプは、慢性完全閉塞（chronic total occlusion：CTO）治療時のマイクロカテーテルの代わりや経皮的中隔心筋焼灼術（percutaneous transluminal septal myocardial ablation：PTSMA）での薬剤注入にも用いられます。

SLIDE 7

バルーンコンプライアンス

atm	Balloon diameter (mm)			
	2.00	2.50	3.00	3.50
6	1.91	2.36	2.87	3.33
7	1.96	2.44	2.94	3.41
8	2.00	2.50	3.00	3.50
9	2.04	2.55	3.06	3.56
10	2.07	2.59	3.10	3.62
11	2.10	2.62	3.15	3.66
12	2.12	2.66	3.18	3.71
13	2.15	2.69	3.23	3.75
14	2.18	2.72	3.27	3.80
15	2.20	2.74	3.32	3.86
16	2.22	2.78	3.36	3.91

➡ NP ：Nominal pressure（推奨拡張圧）
　　⇒規定の径が得られる圧力
➡ RBP：Rated burst pressure（最高耐圧）
　　⇒これを超えると破裂する危険性のある圧力

病変が非常に硬い場合、バルーンコンプライアンスが…

高い場合 ⇒直径方向と前後方向も伸びる 正常血管が過拡張される

低い場合 ⇒高圧をかけることができる 素材が硬く通過性が悪い

　バルーンコンプライアンス（伸縮性）の違いにより、ノンコンプライアントバルーンとセミコンプライアントバルーンに分けられます。非常に硬い病変の場合は高い圧力をかけないと病変が広がってくれません。しかし、コンプライアンスの高いバルーン、つまり伸びやすいバルーンで膨らませると硬い病変以外の血管が過剰に拡張されて血管を損傷する危険性があります。そのため、硬い病変の場合や留置したステントを確実に拡張させたい場合はコンプライアンスの低いバルーンが使用されます。しかし、そのようなバルーンは通過性能が劣るという欠点もあります。バルーンに圧力をかけた時に規定の径が得られる圧力を「nominal pressure：NP」といいます。また、最高耐圧を「rated burst pressure：RBP」といいます。

WORD
▶ RBP
99.9％のバルーンが95％の確率で破裂しない圧力。

TIPS
ノンコンプライアントバルーンというが、まったくコンプライアントがないわけではない。そのため、セミコンプライアントバルーンに比べてその程度が小さいことと高圧まで耐えられることから「ローコンプライアントバルーン」や「ハイプレッシャーバルーン」と呼ばれる場合もある。商品名のなかに「NC」「HP」が含まれる場合はノンコンプライアントバルーンを意味する。

SLIDE 8

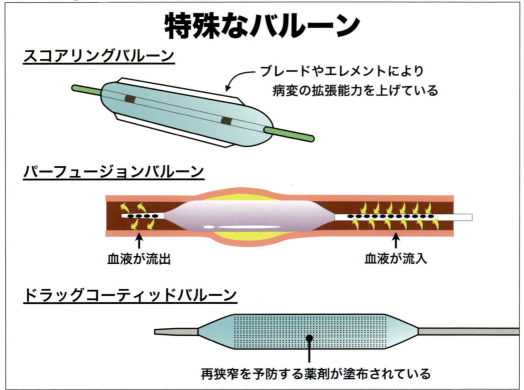

　プラークに切れ目を入れて狭窄を拡張させるバルーンをスコアリングバルーン（scoring balloon）といいます。ブレードと呼ばれる金属刃やエレメントと呼ばれるワイヤー、ナイロン樹脂が装着されています。プラークに亀裂を入れることにより大きな解離が起こりにくく、拡張能力に優れるため硬い病変でも通常のバルーンよりも拡張が得られやすくなっていますが、バルーン通過性はやや劣ります。

　冠動脈が穿孔したときにバルーンで止血を行うことがありますが、バルーンを膨らませている間は虚血になるため長時間のインフレーションができない場合があります。そんなときに使用されるのがパーフュージョンバルーン（perfusion balloon）です。シャフト部分にバルーンの前後でつながっている複数の孔があり、インフレーションしている間でもバルーンの先端部分へ血液が流れる構造になっています。血流が確保されることから長時間のインフレーションも期待できますが、1分間に30ml程度と流れる血液量が少ないため灌流範囲によっては虚血が起こる場合もあります。

　再狭窄を抑える薬剤が塗布してあるものがドラッグコーティッドバルーン（drug-coated balloon：DCB）です。線維性プラークの再狭窄組織に対して効果が大きいといわれているため、そのような病変形態を示すことの多いステント再狭窄病変に適しています。薬剤はバルーン表面に塗布してあるだけのため、病変までの運搬中だけでもかなりの薬剤が流出してしまいます。そのため、体外で濡らさないこと、迅速に病変まで持っていき拡張させることが重要です。

SLIDE 9

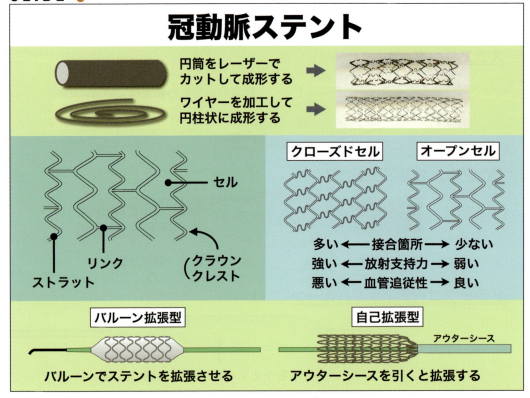

　バルーンのみの治療では30〜50％に再狭窄が起こります。それを改善するために使用されるのがステントです。これは、網状の金属の筒を血管内に留置して冠動脈の内壁を十分に押し広げ、その状態を保持させるものです。ステントを使用することにより急性冠閉塞を防げるようになりましたが、新生内膜増殖による慢性期再狭窄が20〜30％あります。これを解決するために登場したのが薬剤溶出ステント（drug eluting stent：DES）です。これにより慢性期再狭窄を10％以下に抑えることができました。ただし、再内皮化障害があるために遅発性のステント血栓症の問題が残っており、内皮化しやすい工夫や溶けるステントが期待されています。

　ステント作成方法として、金属チューブをレーザーで加工して成形するものと、ワイヤーを加工して成形するものがあります。金属チューブを加工する場合はストラットの断面が四角形になりますが、ワイヤーを加工する場合のストラットは断面が円形となります。ステントデザインによる分類としてクローズドセル型（closed cell）とオープンセル型（open cell）があります。現在はより柔軟性のあるオープンセル型が主流になっています。ステント拡張方法の分類としてバルーン拡張型（balloon expandable）と自己拡張型（self expandable）があり、現在では、バルーン拡張型のみですが末梢血管では自己拡張型も多く使われています。

SLIDE 10

デバルキングデバイス

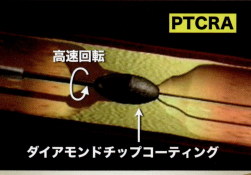

PTCRA
高速回転
ダイアモンドチップコーティング

アテロームを何らかの方法で切除する道具をデバルキングデバイスという

debulking＝減量術

PTCRA（Percutaneous Transluminal Catheter Rotational Ablation）
DCA（Directional Coronary Atherectomy）
ELCA（Excimer Laser Coronary Angioplasty）

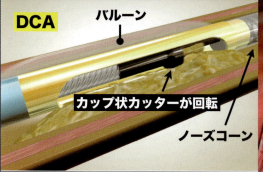

DCA
バルーン
カップ状カッターが回転
ノーズコーン

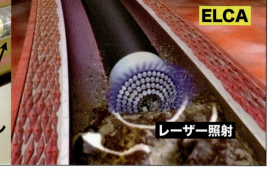

ELCA
レーザー照射

　複雑な病変の治療成績を上げるためにアテロームを何らかの方法で切除する道具をデバルキングデバイスといい、ロータブレーター（PTCRA）、DCA、レーザー（ELCA）があります。

　ロータブレーターは高度な石灰化がある場合に使用されます。先端にダイヤモンド粒子がコーティングされたラグビーボール状のバーを15〜20万回転/分程度で回転させて石灰化病変を粉砕するデバイスです。粉々になった石灰化病変は赤血球よりも小さいため細網内皮系で処理されるといわれていますが、粉砕片が多い場合は一時的に目詰まりして slow flow と呼ばれる血流が悪い状態になることもあります。

　DCAは任意の方向を削ることができるデバイスです。カテーテルには透視で確認できる開口部があり、その開口部を病変方向に向けてバルーンで押し付けることにより、6000回転/分で回転するカップ状カッターで任意のアテロームを削ることができます。削ったアテロームは先端のノーズコーンに収納されるため、体外に回収することができます。DCAではアテロームの正確な位置を確認するために、IVUSなどのイメージングモダリティが必須となります。

　カテーテルの先端から照射されるエキシマレーザーによってプラークや血栓を蒸散させるのがレーザー治療です。プラークや血栓は蒸散されるため目詰まりを起こすリスクは低いといわれています。このレーザーはペースメーカなどの植え込みデバイスのリード抜去にも使用されます。

資料提供
ボストン・サイエンティフィック ジャパン株式会社（PTCRA）、ニプロ株式会社（DCA）、ディーブイエックス株式会社（ELCA）

SLIDE 11

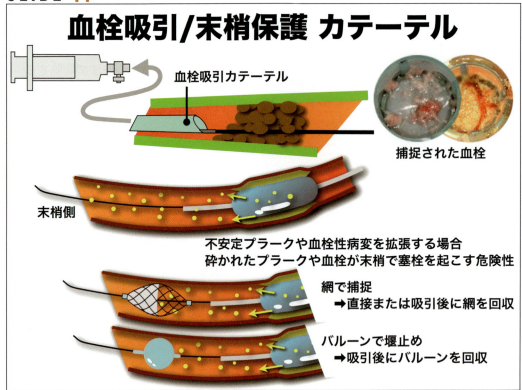

　冠動脈内に血栓が疑われる場合は、血栓吸引カテーテルを用いてその血栓を吸引することがあります。血栓が関与することの多い急性心筋梗塞で使用されることが多いです。使用方法は、吸引カテーテルの先端を目的の位置まで持っていき陰圧をかけた吸引用シリンジにて血栓を吸引します。吸引した物はフィルターで濾すことによりその内容を確認することができます。血栓が多い場合はこの作業を繰り返すこともあります。

　冠動脈形成術中にプラークや血栓が末梢へ流れ込むことにより、末梢で閉塞（distal embolism）したり血液の流れが悪くなる現象（slow flow）がみられることがあります。いったん起これば虚血状態が遷延する場合もあり、予防が第一といわれています。こういった現象が起こる可能性がある場合、末梢保護デバイスや血栓吸引カテーテルが使用されます。末梢保護デバイスには網で捕捉をするタイプとバルーンで堰止めするタイプがあります。網で捕捉するタイプは直接回収できますが、バルーンで堰止めをするタイプは溜まった物質を血栓吸引カテーテルで吸引除去します。バルーンタイプは確実に捕捉できますが、バルーンを膨らませている間は虚血になっているという欠点があります。ただし、網で捕捉するタイプも溜まった物質が多量の場合は回収するまで虚血になることがあります。

SLIDE 1

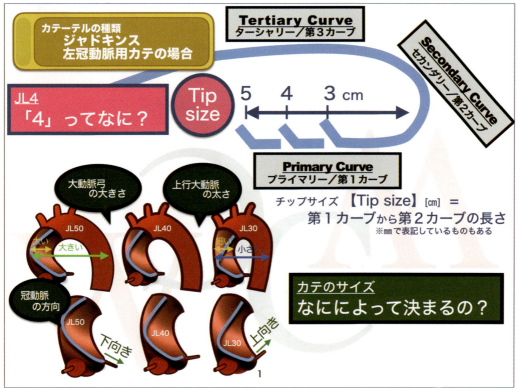

　カテーテルは種類とサイズによって使い分けられています。そのなかでも冠動脈用カテーテルとして最も有名で、最も使用されているジャドキンス。ジャドキンスの左冠動脈用であるJLであれば、先端のカーブが第1カーブ（プライマリーカーブ）、次が第2カーブ（セカンダリーカーブ）、最後が第3カーブ（ターシャリーカーブ）と、3つのカーブが付けられています。第1カーブから第2カーブまでの長さをチップサイズといいます。

　そのカテーテルのサイズは大動脈弓の大きさや上行大動脈の太さ、そして冠動脈が派出されている方向などによって選択することになります。初めてカテーテルを行う患者の場合は、あらかじめ検査されたCTの画像や、男性なら大きめ女性なら小さめと、性別によってチップサイズを選択することもあります。また、アプローチ（穿刺）部位を考慮してチップサイズを選択することもあります。右上肢からのアプローチの場合は小さいサイズを選択するなど、せっかく造影を行うのならしっかりと細部まで造影できるように、また、治療を成功に導くために、カテーテルの選択はとても重要となってきます。

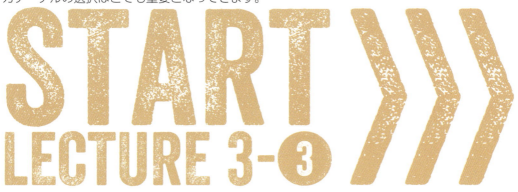

SLIDE 2

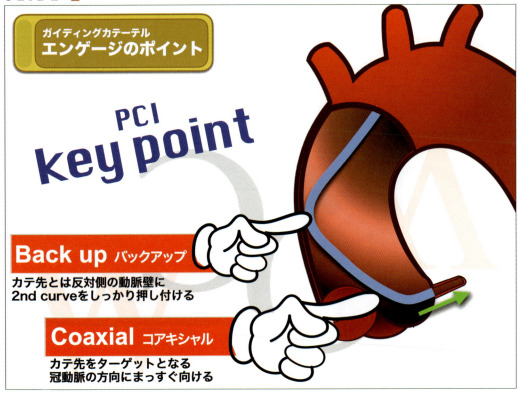

　PCI の成否には、ガイディングカテーテルをしっかり冠動脈に挿入することがキーポイントになります。デバイスを病変部に挿入する際、ガイディングカテーテルが冠動脈から抜けたり、フラフラと安定しない状態では PCI を成功に導くことはできません。そのために必要なキーワードがバックアップとコアキシャルです。

　バックアップとは、ガイディングカテーテルのセカンドカーブを目的の冠動脈と反対側の動脈壁にしっかりと押し付けることにより、そこを支点としてカテ先を安定させるというものです。これにより狭窄が高度のためデバイス挿入抵抗が高い狭窄を通過することができるよう、しっかりと PCI をサポートすることができます。

　コアキシャルとは、冠動脈に対してカテ先が平行になっている状態で、デバイスが病変に当たって抵抗を受けたときにも、カテーテルはフラつくことなく安定した状態を保つことができ、術者がデバイスを押した力をそのままデバイスに伝えることができます。

SLIDE 3

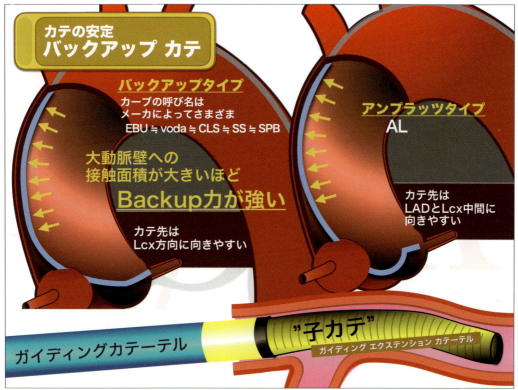

　高度狭窄、高度石灰化病変、高度蛇行血管などを対象とするPCIでは、よりバックアップ力を強化することのできるバックアップタイプやアンプラッツタイプが選択されます。これらのカテーテルは、カテ先対側の動脈壁の1点で支えるジャドキンスタイプとは異なり、動脈壁のより大きな面でカテーテルを支える形状となっています。このカテーテルと動脈壁の接触面積が大きければ大きいほど、バックアップ力が強くなるといわれています。アンプラッツタイプは左冠動脈で使用すると前下行枝（LAD）と回旋枝（LCX）の分岐部中間辺りにカテ先が向きますが、バックアップタイプのカテは回旋枝方向に向きやすくなっています。

　ガイディングカテーテルがしっかりエンゲージされていても、デバイスの挿入時に高度狭窄などによる抵抗によりガイディングカテーテルが弾かれる場合は、ガイディングカテーテルのなかに「ガイディングエクステンションカテーテル（通称：子カテ）」と呼ばれるカテーテルを挿入し、冠動脈内の抵抗となっている箇所までカテーテルを進めてデバイスの挿入を助けるものがあります。子カテを使用する場合は、冠動脈内の血流が乏しくなり心筋が虚血状態に陥る可能性があります。また、カテーテル先端の圧はカテーテルが血管の奥深く挿入されているため正しく表示されない場合もあります。そのため、その他のパラメータである心電図変化や症状、必要に応じて非観血血圧などでモニタリングに注意する必要があります。

SLIDE 4

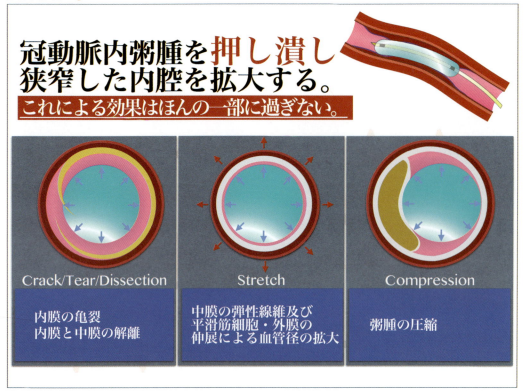

　PCIの基本といえば、狭くなった血管内を風船によって拡張することです。血管内腔の拡大は、次の3つのメカニズムによります。イメージ的には風船を膨らませることによって動脈硬化を血管壁に押し付け、狭くなった内腔を拡大するということが想像されるかと思いますが、実際にはその効果はほんの一部に過ぎないといわれています。

　内腔拡大の最大のメカニズムは、血管内で風船を膨らますことによって内膜を引き裂くようにして亀裂を入れることや内膜と中膜を引き剥がすように解離を起こすことだといわれています。もう一つの内腔拡大のメカニズムは、小さくなった血管内で風船を膨らますことによって血管自体を引き伸ばすように大きくするものです。前者の場合、血管内では解離による内膜損傷の影響から血栓の形成の可能性があります。また、後者の場合は無理に引き伸ばされた血管が元に戻ろうとします。これらによって風船治療だけでは急性冠閉塞5〜10％、慢性期には半数近くで再狭窄が発生するといわれています。

SLIDE 5

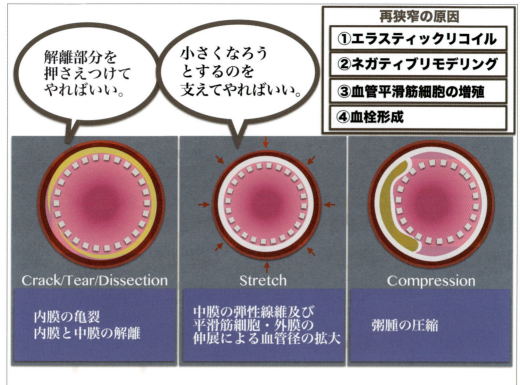

　PCIの最大の弱点ともいえる再狭窄の原因は4つあるといわれています。1つ目はエラスティックリコイルです。これは前項でも説明した、風船によって引き伸ばされた血管が急激に収縮することで、数分から数時間以内に起こるといわれています。2つ目にネガティブリモデリングがあります。これは血管の外径も含めた血管径そのものが小さくなる現象で、血管修復反応の一つです。3つ目は、風船によって血管に傷がつき、その傷を修復しようと血管平滑筋細胞が増殖して新生内膜が形成されることです。4つ目は、風船によってできた血管内膜の解離部分に血栓ができることです。この4つが主な再狭窄の原因といわれています。

　原因がわかっていながら手をこまねいているわけではありません。それぞれに対して対策が考えられています。再狭窄に対する対策として、解離が起こっている箇所を押さえつければいい、小さくなろうとするのを支えればいいということから、ステントが誕生しました。これによりエラスティックリコイルやネガティブリモデリング、解離による血栓形成による再狭窄は減少することになり、現在のPCIでは多くの症例でステントを使用するようになりました。しかし、血管平滑筋細胞の増殖に対してはステントだけでは防ぐことができないため、増殖を抑えるための新たなステントが開発され、現在の主流となっています。

SLIDE 6

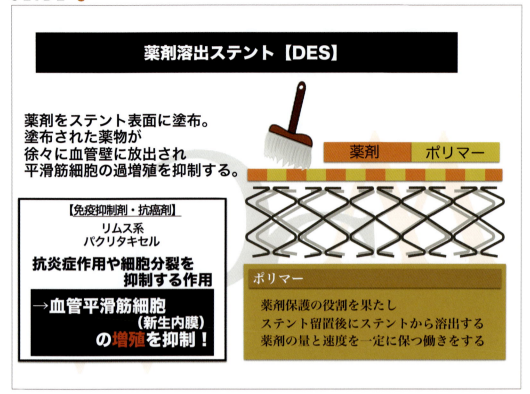

　新生内膜の増殖に対して、表面に薬剤を塗布したステントを留置し、その薬剤が長期間にわたって血管に対して作用して新しい組織が形成されないようにする方法が多く行われています。それが薬剤溶出ステント（drug eluting stent：DES）です。薬剤にはシロリムスやエベロリムス、バイオリムスなどのリムス系の薬剤、パクリタキセルなど免疫抑制剤・抗癌剤が使用されます。これらは抗炎症作用や細胞分裂を抑制する作用から、治療した部位に新たな組織が形成されることを抑制することが期待されます。薬剤のみであれば血液中に挿入された直後に薬剤も洗い流されてしまうので、ポリマーを混ぜてステントに塗布されます。このポリマーによって数カ月かけて少しずつ薬剤が血管内へと溶出していくことになります。ステントによって薬剤が全体的に塗布されているものから、遅発性ステント血栓症の予防のためにステント表面（血管組織側）のみに薬剤が塗布されているものもあります。いずれにしても新生内膜がステント表面に形成されにくくされていることから、血栓が形成される可能性があるため、DES留置後は一定期間抗血小板剤を服用しなくてはなりません。薬の種類・服用期間などはさまざまな知見があり、施設によって適正な管理がされています。

SLIDE 1

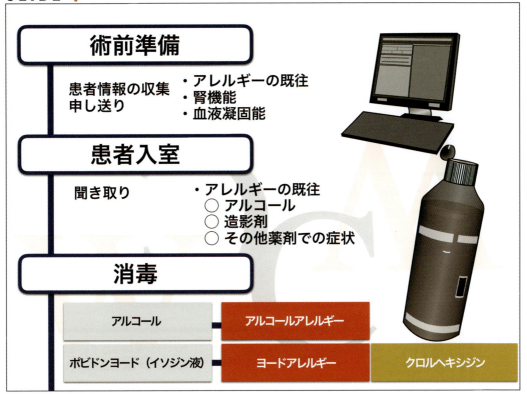

　薬剤は作用もあれば副作用もあります。心臓カテーテル中は特に心疾患をもつ患者ということもあり、重篤な症状に至る場合もあります。このような事態を未然に防ぐべく、術前の準備として患者情報の収集や申し送りにより、アレルギーや腎機能、血液凝固能など薬剤副作用発生リスクに関して十分に情報を得ておく必要があります。また、患者や家族にも今までの経験からアレルギーの有無などを再確認します。消毒方法は施設によってさまざまですが、穿刺部位の消毒はポビドンヨード（イソジン液）を用いて消毒します。ポビドンヨードに関してはヨードを含むため、ヨードアレルギーを引き起こす場合があります。また重篤な甲状腺疾患の患者には使用することができないため、これらのことがわかっている場合にはクロルヘキシジンなどを代用する必要があります。

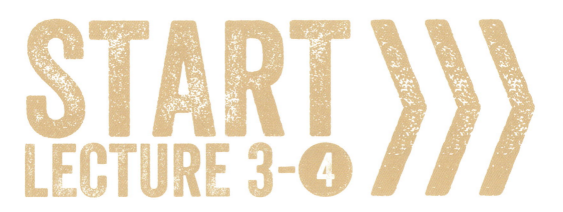

SLIDE 2

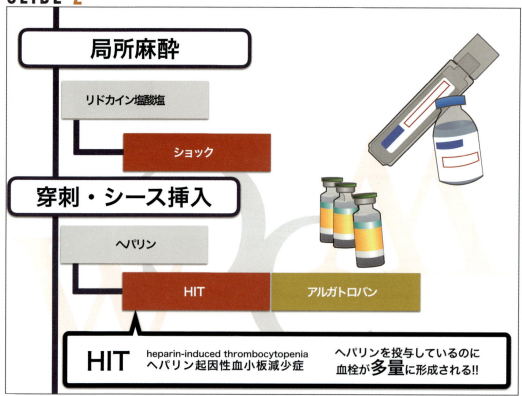

　リドカイン（1%キシロカイン）は神経を一時的に麻痺させることにより痛みを感じなくさせるため、局所麻酔剤として使用されます。極めて稀に重篤なショック症状を呈することがあり、投与後は初期症状である吐き気や冷汗などの症状を十分に観察することが大切です。シース挿入をはじめ血管内にさまざまな器具を挿入する心臓カテーテルでは、血液の凝固時間を延長させる必要があります。ヘパリンはアンチトロンビンⅢに作用し、トロンビンによる血小板凝集を抑制します。投与量としては術前のPT-INRや患者の体型・年齢そして症例時間によって決められ、ACT値によってコントロールされます。なお、ヘパリンの半減期は90分であり、投与後60分程度でACT値の確認、ヘパリンの追加投与が考慮されることが多いです。

　ヘパリンの重篤な副作用としてHITがあります。HITとはヘパリンを十分に投与しているにもかかわらず、逆に多量の血栓が形成されるものです。これは投与されたヘパリンと血小板第4因子（PF4）が複合体を形成し、これに対して抗体（HIT抗体）が産生されることで、血小板減少とともにトロンビン過剰産生による血栓形成を引き起こします。HITは心カテ開始時に投与したヘパリンにより発生することもあり、血栓が異常に形成された場合はただちにヘパリン投与を中止し、フラッシュなどに使用されているヘパリン生理食塩水も含めアルガトロバンに変更します。

WORD
▶活性化凝固時間（activated clotting time：ACT）
▶ヘパリン起因性血小板減少症（heparin-induced thrombocytopenia：HIT）

SLIDE 3

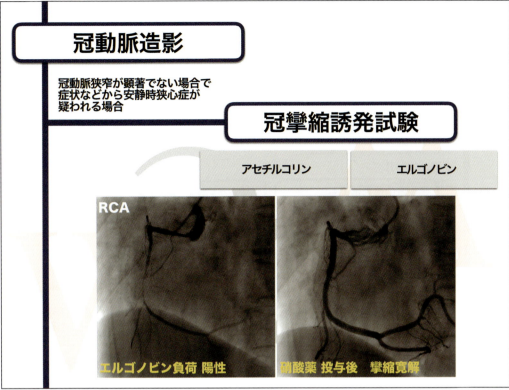

　冠動脈造影を行った際に、動脈硬化による冠動脈狭窄が顕著でなく有意狭窄が認められなかった場合で、朝方や就寝時に胸痛発作の症状があるなど、冠動脈攣縮による安静時狭心症が疑われる場合は冠攣縮誘発試験が行われます。これは、アセチルコリンもしくはエルゴノビンのどちらかの薬剤を用いて冠動脈に直接投与されます。アセチルコリンを冠動脈に投与すると、正常な冠動脈は拡張し病変があれば攣縮します。アセチルコリンは徐脈や房室ブロックを引き起こすため、あらかじめテンポラリーペースメーカを挿入しておく必要があります。薬剤の効果は短時間のため比較的速やかに攣縮は治まります。一方、エルゴノビンは冠動脈全体に作用し攣縮を誘発します。アセチルコリンと比べて薬剤の効果時間は長く、回復が遅いのが特徴です。いずれにしても心室細動など重篤な状況になることが考えられるため、より緊張感が必要な検査であり、除細動器の準備など緊急時使用物品や薬剤を今一度確認しておく必要があります。冠攣縮誘発試験における陽性所見は「狭心痛および虚血性ST変化を伴う冠動脈の一過性の完全または亜完全閉塞（JCS 2008）」と定義されます。

SLIDE 4

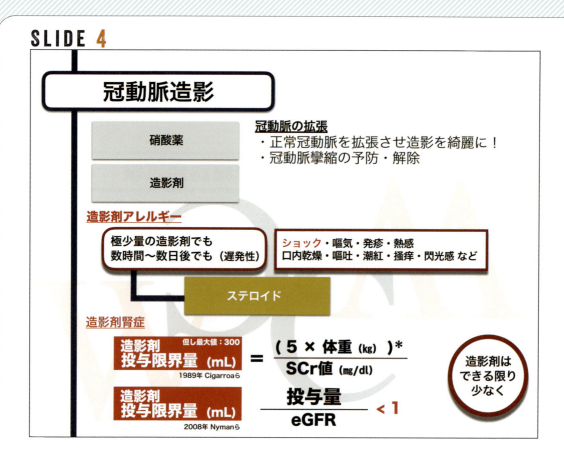

　冠動脈造影の際は、正常血管を拡張させ血管の緊張を取り除いた状態で造影剤を注入し、冠動脈の観察と病変の評価を行うために、造影剤投与に先立って硝酸薬（NTG、ISDN）が冠動脈に直接投与されます。また、冠動脈が攣縮した場合には速やかに硝酸薬を投与することにより攣縮を解除します。硝酸薬投与により血圧低下が認められる場合があるため、投与後のバイタルサインの変化に十分注意する必要があります。冠動脈造影にはヨード造影剤を欠かすことはできません。造影剤は約5％の頻度で造影剤アレルギーを起こすといわれています。この造影剤アレルギーは使用量に関係なくごくわずかな量でも症状が出現することがあります。主な症状としては嘔気・発疹にはじまり掻痒感などがあります。重篤な場合には咽頭浮腫やショックに至るケースもありますが、術前に得た情報から既往として造影剤アレルギーが疑われる症状を呈している場合は、事前にステロイド剤を投与し予防に努めることも必要です。造影剤アレルギーの出現は数時間から数日後の遅発性の場合もあり、継続的な観察が必要です。また、造影剤の投与は腎臓にとって大きな負担となります。ヨード造影剤投与後72時間以内に血清クレアチニン値が0.5mg/dlまたは25％以上増加した場合を造影剤腎症といいます。慢性腎臓病（GFR＜60）の場合や慢性腎臓病（CKD）を伴う糖尿病や加齢（＞70歳）などのリスクファクターがある場合は特に要注意です。造影剤投与限界量のおおよその目安として、Cigarroaらが1989年に提唱した「（5×体重［kg］）／血清クレアチニン値（mg/dl）（※ただし最大値300ml）」、Nymanらが2008年に提唱した「（投与量／eGFR）＜1」などがいわれています。いずれにしてもどの症例においても使用量の低減に努める必要があります。

WORD

▶硝酸薬：ISDN（硝酸イソゾルヒド）、NTG（ニトログリセリン）

SLIDE 5

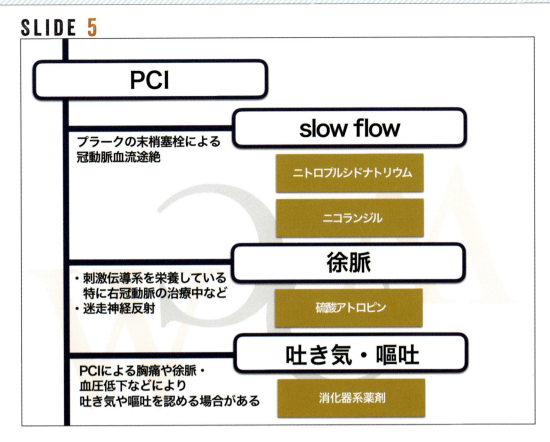

　病変部でバルーンの拡張やロータブレータなど PCI の手技により動脈硬化に対して機械的刺激を与えることにより、血栓や脂質成分、炎症細胞に富んだプラークの内容物が剥離・破砕されて、それらが冠動脈末梢に流れることにより冠血流が悪くなることがあります。これを寛解するために用いる薬剤がニトロプルシドナトリウムやニコランジルです。これらには冠動脈を拡張する作用があり、これによって原因となっているプラークなどを洗い流し血流の再開を促します。

　冠動脈は刺激伝導系も栄養しています。病変の位置や PCI の過程において刺激伝導系を栄養している枝が閉塞した場合や迷走神経反射（ワゴトニー）により徐脈になる場合があります。徐脈になった場合は副交感神経を遮断する硫酸アトロピンを投与したり、一時ペーシングを挿入し脈拍数の確保を行います。PCI 中、胸痛や手技が長時間になることにより精神的肉体的ストレスにより吐き気や嘔吐などの胃腸症状を認める場合があります。その場合は消化器系の薬剤を使用し症状を抑えます。血圧低下などが起こる場合があり昇圧剤の準備は欠かせません。また、安全に検査・治療が行えるように鎮痛剤や鎮静剤を使用する場合もあります。必要なときに必要な薬剤が迅速に投与できるよう日頃から準備しておく必要があります。

LECTURE 4

画像モダリティを知る。

❶ 波形と数値で診断FFR
演者：野崎暢仁

❷ 今や必須？ IVUS
演者：清水速人

❸ くっきり見える! OCT／OFDI
演者：清水速人

SLIDE 1

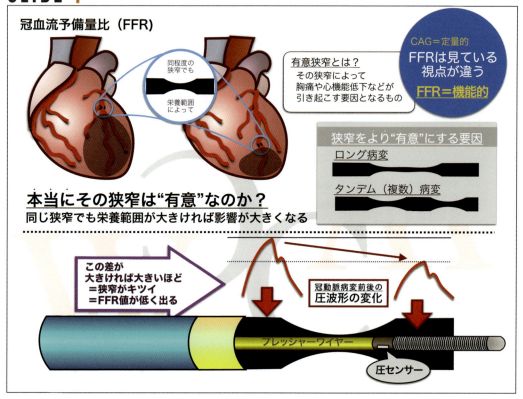

冠動脈の病変評価としては、冠動脈造影（coronary angiography：CAG）によって得られた冠動脈造影像を見て評価するのが一般的です。冠動脈がどのくらい狭窄しているのか？　それを数値化するのが定量的評価法です。50％を超えると"有意狭窄"とされ75％（51〜75％）の評価になります。この狭窄度で胸痛や心機能低下などの症状が出現するとされています。しかしながらこの評価法は冠動脈病変の狭窄率にのみフォーカスされており、その冠動脈がどの範囲の心筋を養っているかは考慮されていません。病変を75％と評価した場合、その病変以下の心筋が大きな範囲であった場合と小さな範囲であった場合の、その75％の病変が心筋に与える影響の大きさは異なってきます。

　一方、心筋虚血の範囲の観点から病変を評価するのが冠血流予備量比（fractional flow reserve：FFR）です。つまりCAGとFFRは診断する視点が違うため、これらを利用しさまざまな角度から診断をして、その病変を治療すべきかどうかの判断をすることもあります。

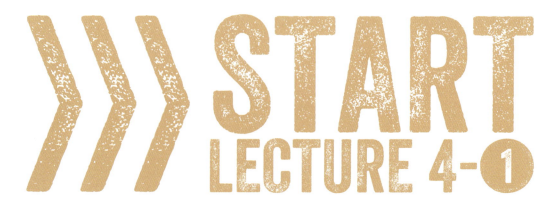

SLIDE 2

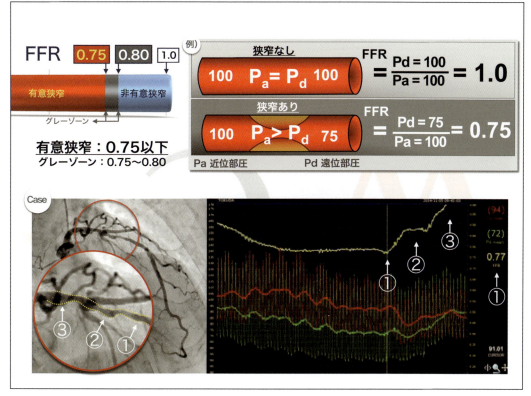

　FFRはプレッシャーワイヤーを用いて冠動脈内の圧を測定し「病変遠位部の圧÷病変近位部の圧」で算出されます。FFR値の評価は1.0を正常状態として、0.75未満が有意狭窄、0.75～0.80の間がグレーゾーンとして、病変の形態や患者背景、各施設の考え方などによって治療対象かどうかを判断する領域となります。FFRは「遠位部の圧÷近位部の圧」で算出されます。

　症例は前下行枝seg.6～7の病変で、狭窄の末梢側はFFR＝0.77（①）でした。そこからプルバックすると1つ目の狭窄を越えたところで一度FFRはプラトーになります（②）。そこから再度狭窄があり、徐々にFFR1.0に戻りつつあります（③）。

　この症例では、1つの病変の間にいったん狭窄が落ち着き血管内腔が大きくなるところがあります。FFRはその病変形態を忠実に表現しているのがわかります。FFRの最低値は0.77となり、グレーゾーンではありましたが病変の形態、患者の状況などから有意狭窄と判断し、後日PCIを施行しました。

　FFR測定に際して、カテーテルがウェッジしておらず正確な動脈圧を反映していること、計測後は圧センサーをカテーテル先端部まで引き抜いて圧ドリフトの有無を確認することが重要です。

SLIDE 3

最大充血

塩酸パパベリン		投与方法 冠動脈内投与
用量	・左冠動脈　12mg（3ml）　　・右冠動脈　8mg（2ml）を15秒かけて投与	
最大充血	・投与後15秒で最大充血、その後約30〜60秒の間ピークを迎え、30〜60秒間持続	
副作用	・QT延長、T波変化（一過性） 　まれに心室性の重症性の不整脈、心室性期外収縮/torsade de pointes・心室性頻脈・心室細動	
ピットフォール	・サイドホールのあるカテーテルは使用しない（冠動脈以外に薬剤が漏れる） ・イオン性造影剤を一緒に使用すると乳白光と塩沈殿物が現れる（結晶が形成される） ・連続して測定を行う場合5分間隔を置くこと。投与は最大3回まで	

ATP/アデノシン		投与方法 冠動脈内投与
用量	・左冠動脈　30〜50μg　　・右冠動脈　20〜30μg	
最大充血	・投与後5〜10秒後に短時間の最大充血　・効果は10秒程度ですぐ消失	
副作用	・効果持続時間が短く、プルバックの記録は不可能 ・症例によっては最大充血に達しない ・まれに房室ブロックを生じる（特にRCA冠注の場合）	
ピットフォール	・サイドホールのあるカテーテルは使用しない（冠動脈以外に薬剤が漏れる） ・カフェインにより最大充血の誘発が減弱する	

ATP/アデノシン		投与方法 経静脈投与 大腿静脈もしくは太い肘静脈
用量	・150μg/kg/min FFRが0.75〜0.80の場合、180μg/kg/min まで増量する	
最大充血	・1〜2分で達成（投与中止後も1〜2分効果が持続）　　プルバックの記録に最も適している	
副作用	・10〜15%の血圧の低下 ・ほてり、胸痛を自覚することがあるが、一過性のものであり、虚血を示唆するものではない ・気管支喘息の患者や重度の閉塞性肺疾患（気管支痙攣）の患者には症状が増悪する恐れがある	
ピットフォール	・末梢静脈を用いる場合、腕/肘をねじらない。腕上げをする。点滴を早める ・カフェインにより最大充血の誘発が減弱する	

　FFR測定時は冠動脈を最大限拡張させ、心筋の最大充血を得るために薬剤を投与します。FFRは冠動脈の狭窄前後の血流量を知り狭窄度合いを検査するものです。しかしながらFFRを測定するプレッシャーワイヤーは血管内圧を見ています。プレッシャーワイヤーで測定している血管内圧と虚血診断のために知りたい血流量を等しくするためには、血管自体の本来の働きである、血圧を一定に保とうとする働き（自動能）を停止させなければ血管の影響が血流量測定の邪魔をしてしまいます。この自動能を停止させるために、冠動脈を最大拡張させるのです。これにより血管抵抗が最大限に低下し、内圧比と血流比が等しくなり、内圧の数値から血流量を知ることができるようになります。

　心筋の最大充血を得るために塩酸パパベリンもしくはATP/アデノシンが使用されます。それぞれの薬剤の特徴から、投与方法・用量・測定時間・副作用など気を付けなければならないことが異なります。特徴としては、塩酸パパベリンは冠動脈に直接投与することによって最大充血を得ます。15秒程度かけてゆっくりと投与し、その効果は30〜60秒程度持続します。QT延長・心室性の重症不整脈を待機することがありますので、モニタに注意する必要があります。ATP/アデノシンは冠動脈内投与または経静脈を通じて投与します。冠動脈内投与は10秒程度で効果が消失するのに対して、経静脈投与は効果が1〜2分持続することから、プレッシャーワイヤーをゆっくり引き抜きながら病変の詳細を診断することができます。ただし、気管支喘息の患者や重度の閉塞性肺疾患の患者は症状が増悪する可能性があるため注意が必要です。

SLIDE 1

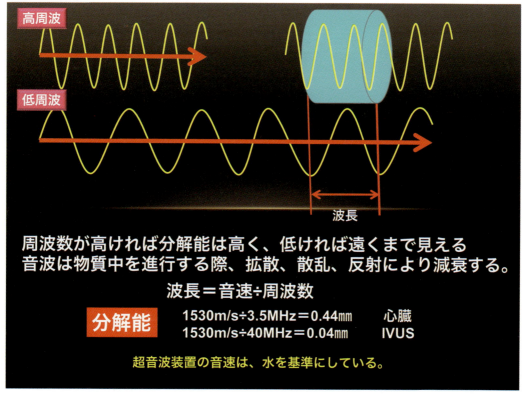

　超音波は、周波数が高いほど分解能が高くなりますが深達距離は短くなります。すなわち、周波数が高い IVUS ほどきれいに見えますが遠くは見えないことになります。現在、IVUS で使用されている周波数は、20MHz 〜 60MHz のため深達距離は、3 〜 8㎜です。分解能は、周波数が 40MHz とすると 0.04㎜になります。今より詳細な画像を描出するためには、より高周波の IVUS が必要になります。

　また、超音波の特性として音響インピーダンスを知っておく必要があります。画像は水を基準にし、音響インピーダンスの差によりつくられています。差が大きくなれば、反射、散乱、拡散、屈折、減衰などが起こります。IVUS で音響インピーダンス差の小さい線維性プラークはきれいに見えるのに対し、石灰化など音響インピーダンスの差が大きいと境界面で反射し、強いエコーが発生し、後方が見えないことになります。また、脂肪などの音響インピーダンスの低いものは吸収されてしまいます。

WORD
▶ IVUS (intravascular ultrasound)：血管内超音波

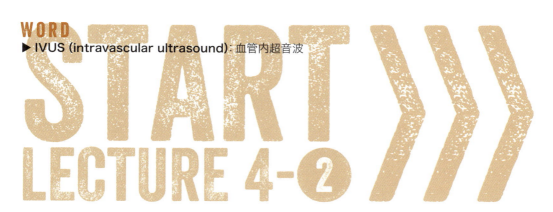

SLIDE 2

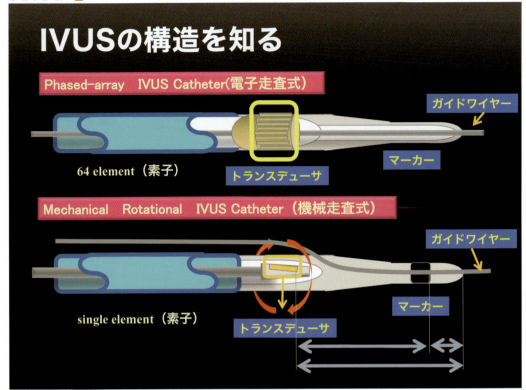

■ トランスデューサの違いを知ろう

　IVUSのトランスデューサには電子走査式と機械走査式があります。電子走査式は素子すなわちトランスデューサがカテーテルの表面に64個貼られ、それぞれが超音波を発振し画像を構築します。それに対し、機械走査式は1つの素子を回転させて1回転で1つの絵を作ります。機械走査式はトランスデューサが1つですむためカテーテルが細く、高周波のトランスデューサを使用することができます。しかし、屈曲病変などでは回転ムラ（NURD：ナード）が起こる可能性があることや、エアーなどフラッシュの必要性があります。電子走査式は操作が簡便で画像が描出できる特徴がありますが、周波数が低いため画像の分解能が低い欠点があります。機械走査式と同じ周波数にするにはカテーテルの太さが大きくなり使用が困難になると考えられます。

■ カテーテルの特徴を理解しよう

　実際に描出されている画像の場所を知るためには、現在使用されているIVUSの構造を知っておく必要があります。先端からのトランスデューサまでの距離、不透過の先端マーカーからの距離、トランスデューサの位置を知っておかなければなりません。近年、IVUSガイド下でPCIが行われるようになったが、CTOでのガイドワイヤー操作、ステントの至適位置留置に際してトランスデューサの位置は非常に重要になります。必ず透視画像と実際の構造を照らし合わせ、トランスデューサの位置を確認しましょう。特に、入口部にステントを留置する場合は、トランスデューサ位置をマーキングするため、確実な位置関係を把握しておく必要があります。

SLIDE 3

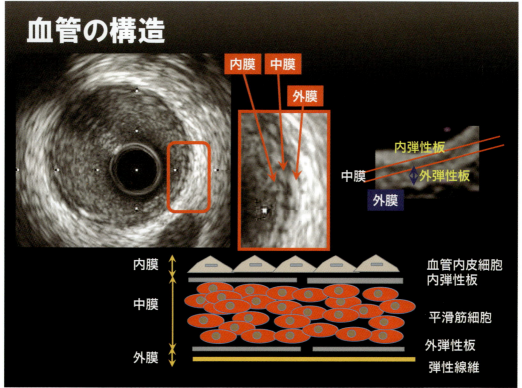

　冠動脈は、内膜、中膜、外膜の3層構造からできています。内膜は、血管内皮細胞からなります。中膜は、内弾性板と外弾性板の間に平滑筋細胞がある構造です。外膜は、弾性線維からなる構造になっています。IVUSで観察されるのは内膜と中膜で、外膜の厚みまでは観察困難です。動脈硬化が進行すると、内膜が肥厚して狭窄となります。しかし、中膜や外膜は肥厚しません。中膜は、スパスムやネガティブリモデリング (negative remodeling) などにより厚く見えます。中膜の厚みを見ることにより、小さくなった血管の実際の大きさを想像することができます。

WORD
▶ネガティブリモデリング (negative remodeling)
血管径が正常対照血管と比べて縮小している状態で、血管閉塞などにより血液が流れなくなった場合などで起こる。「remodeling」の120ページ参照。

SLIDE 4

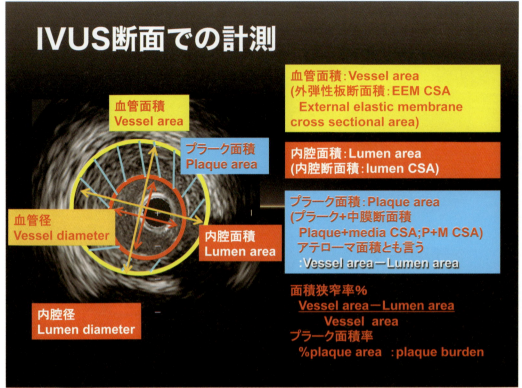

　IVUS 断面で計測する項目は"径"と"面積"になります。すなわち、血管の内腔径と血管径、内腔面積と血管面積です。内腔面積と血管面積を計測することによりプラーク面積が自動的に算出されます。プラーク面積を血管面積で割った値が面積狭窄率となります。プラーク面積率とも呼ばれますが、通常、"狭窄率"といっているものになります。アンギオは造影剤で内腔を見て狭窄前後で狭窄率を計測しますが、IVUS は血管径と内腔の比になるためアンギオの狭窄率に比べ狭窄度が高くなります。内腔があっても血管径が大きければより狭窄度が高いことを知っておく必要があります。また、血流予備量比（fractional flow reserve : FFR）で機能的に狭窄を判断するようになってきましたが、血管の支配領域の大きさによりますが、内腔面積が 2.9㎟以下で FFR が下がる可能性が高いことを知っておくと参考になります。治療後の内腔面積が中枢側で 5.0㎟以上、LMT で 6.5㎟以上確保できていないと、再狭窄の危険性が上がることを知っておくとよいでしょう。

SLIDE 5

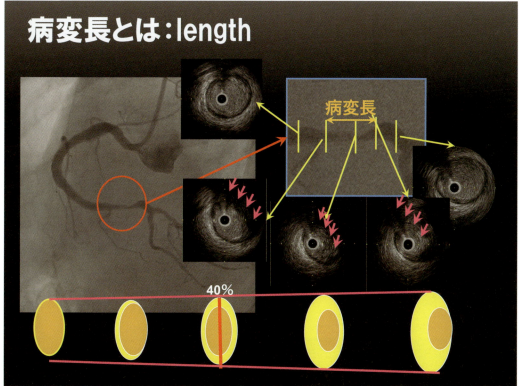

"病変長"は狭窄部の長さをいいます。ほとんどの症例で薬剤溶出ステント（drug eluting stent：DES）が留置されるため、IVUSで病変長を計測しステントの長さを決定することが重要となっています。ステント留置の場所は、狭窄部前後の正常血管部から正常血管部までのプラーク肥厚のない場所が理想ですが、治療される患者さんは動脈硬化の進行のある方がほとんどです。正常部がない場合は、まず、プラークの量が少ない場所を選びます。一般的にはプラークが40％以下の場所、それもない場合は50％以下の場所になります。しかし、実際にはびまん性の狭窄であったり、プラークが多くても留置せざるを得ない場合があります。このときは、内腔が確保できている場所になります。ステントの留置に際し最も気を付けなければならないことは、ステントの両端が、脂質性のプラークの場所にならないようにすることです。プラークの性状を把握して留置する必要があります。

SLIDE 6

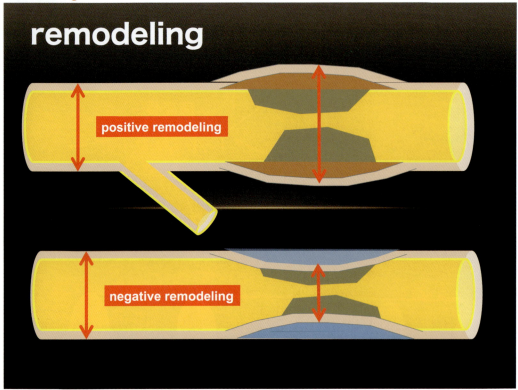

　血管の特性であるリモデリング（remodeling）を知っておいてください。血管は、狭窄率が40％までは内腔は確保されますが、血管が大きくなります。しかし、40％を超えると徐々に内腔の面積も狭くなりプラークの進行により狭小化してきます。狭窄に伴い、血管が大きくなることをポジティブリモデリング（positive remodeling）といい、1.05以上大きくなった場合とされています。狭窄部の血管が正常部に比べ突然大きくなっていることがあります。ステント留置時には、あくまで正常血管を見極め、適切なサイズの選択が必要になります。

　また、血管が閉塞した場合やスパスムなどにより末梢に血液が流れなくなった場合には、血管は小さくなります。これをネガティブリモデリング（negative remodeling）といい、0.95以下の場合をいいます。血管に栄養が行かなくなったため血管がやせた状態といえるでしょう。CTOなどの治療で再開通した場合、閉塞後の部分が小さいのはこのためです。ただ、閉塞を改善し血液が流れるようになると血管は大きくなります。CTOのステント留置時には血管が大きくなってからのサイズの選択が必要になります。ネガティブリモデリングの場合、中膜の厚みが参考になります。中膜が厚めの場合は血管が大きくなる可能性があることを知っておいてください。

SLIDE 7

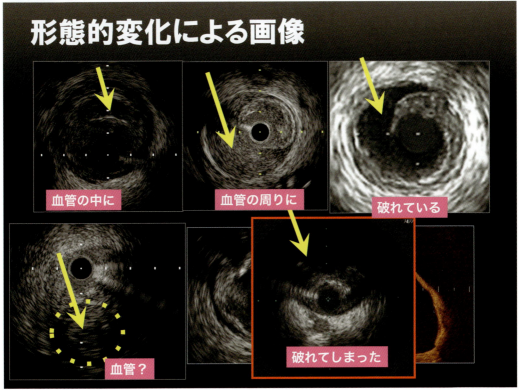

　IVUSの画像は、形態的変化による画像と超音波の特性による画像があります。形態的な変化には、血管自体の変化とステントなどの形状の変化があります。超音波の特性による変化は、あくまで反射、減衰といった超音波であるための画像の変化を示します。

　まず、血管自体の形態的変化による画像について示します。IVUSを読むのは難しいと思っていませんか？　血管の形態的変化をIVUSで見るには、狭くなっているか狭くなっていないかを判断し、血管の中に何かある（thrombus, lipid pool, necrotic core）、血管の周りに何かある（hematoma）、破れている（dissection）、血管？（false lumen）、破れてしまった（plaque rupture）を確認すればよいのです。まず、画像を見て変化に気が付くことが大切です。

WORD

- ▶ **thrombus**：血栓
- ▶ **lipid pool**：脂質プール
- ▶ **necrotic core**：壊死性コア
- ▶ **hematoma**：血腫
- ▶ **dissection**：解離（内膜解離、中膜解離）
- ▶ **false lumen**：偽腔
- ▶ **plaque rupture**：粥腫（プラーク）の破綻とIVUS画像を読む場合に使う

SLIDE 8

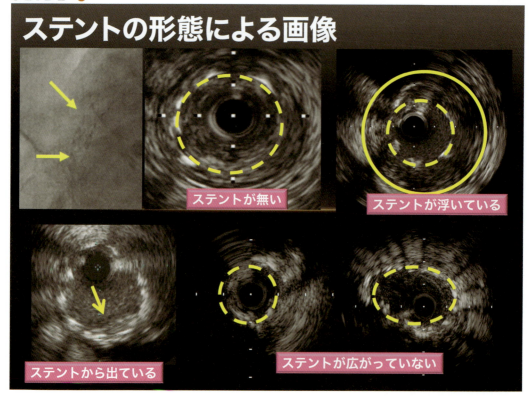

　近年、ほとんどの症例でステントが留置されます。併せてステントによる形態的変化も知っておく必要があります。これも、簡単に、ステントがない（stent fracture）、ステントが浮いている（stent malapposition, incomplete stent apposition）、ステントから出ている（protrusion, prolapse）、ステントが広がっていない（ステント拡張不良、recoil）などです。

WORD

▶ステントフラクチャー (stent fracture)：ステントの折れ
▶ステントマラポジション (stent malapposition)、インコプリートステントアポジション (incomplete stent apposition (ISA))と表現：ステントの圧着不良
▶プロトルージョン (protrusion)、プロラプス (prolapse)：組織の過突出、逸脱、浸み出しを意味する
▶ステント拡張不良：ステントが石灰化などで規定の径に広がらない
▶リコイル (recoil)：ステントの再狭小化を意味し、それぞれがステントの再狭窄やステント血栓症の原因になる

SLIDE 9

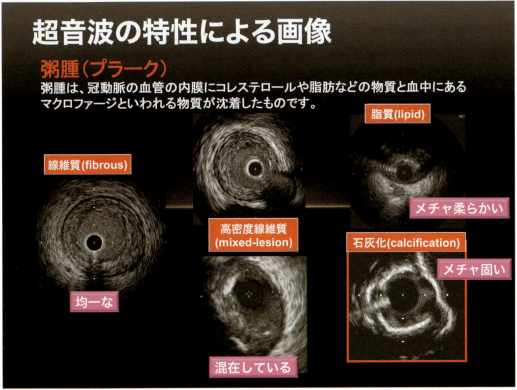

　超音波の特性による画像は、プラークの性状によって見え方が違います。超音波が減衰（attenuation）して見えにくくなるか均一に見えるかによります。音響インピーダンスの差によりできた画像でしかありません。大きく分けて4つのことで区別できます。均一なものは線維性プラーク（fibrous）、白や黒が混在しているものは高密度線維性（mixed-lesion）で線維性の中に石灰化が含まれていることです。また、後方が減衰して見えなくなるものが2種類あります。一つはメチャ柔らかいもので、脂質（lipid）を表わしています。これは超音波が吸収されるため後方が黒く抜けてしまいます。もう一つは、メッチャ固い石灰化（calcification）で輝度が高く白くなります。音響インピーダンスの高い石灰化は超音波を反射し通過しないため、後方がまったく見えなくなります。IVUSで大きな問題となるのはメチャ柔らかい脂質とメチャ固い石灰化になります。

　メチャ固いとは、石の壁にボールを投げてみてください。ボールは、壁の向こうには行かず跳ね返ってきます。固いものがあると壁の向こうはまったく見えないことになります。血管内でいいますと、石灰化やステントなどの金属のことになります。また、メチャ柔らかいとは、柔らかいゼリーのような吸収性のある壁にボールを投げると、跳ね返らずそのまま中に入って止まってしまいます。石の壁と同様に、壁の向こうには届かないことになります。血管内でいいますと脂肪などの柔らかい組織になります。

SLIDE 10

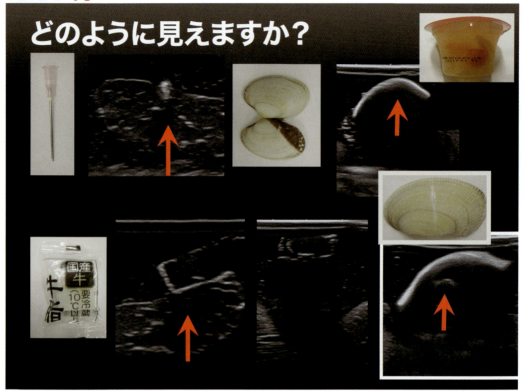

　面白い実験をしてみました。市販のミックスゼリーを購入し、心血管エコーで使用するトランスジューサでミックスゼリーの中に牛脂、アサリ、注射針を入れ観察してみました。牛脂は脂肪の塊でIVUS画像の脂質性プラーク（lipid）、アサリは炭酸カルシウムで石灰化病変、注射針はステンレスからなっているためステントと仮定しています。牛脂は形状が見えるものの後方が黒く抜けています。アサリ、注射針は同じように白く輝度が高く観察され後方が見えなくなっています。超音波の特性により、アサリと注射針は音響インピーダンスの大きな差により反射し後方は見えなくなっているのに対し、牛脂は音響インピーダンスが低いため吸収され後方が見えなくなっていると考えられます。同じように後方が見えない場合、反射の場合と吸収の場合があることを知っておくとIVUS画像の観察に役立ちます。石灰化、ステント、脂質性プラークとも後方は見えません。

TIPS
▶アサリに傷
石灰化に傷がつくと多重エコーが発生する。

SLIDE 11

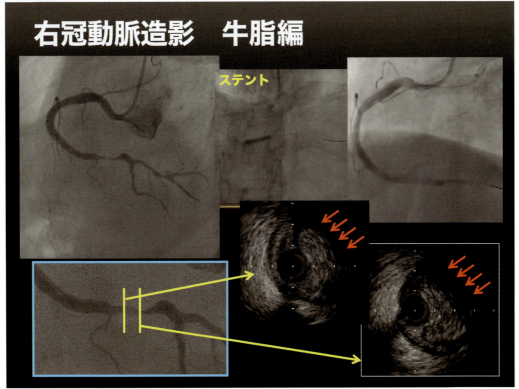

　右冠動脈 seg.3 の狭窄に対して PCI を行った症例です。ステント留置前に IVUS を施行しました。11 時方向から 4 時方向まで後方が low エコーとなり attenuation を認めています。これは、脂質性プラークです。約 5mm にわたって attenuation を認めましたが、末梢のため末梢保護を行なわずステントを留置しました。その後、slow flow となり胸痛が出現し、心電図は ST 上昇を認めました。脂質性プラークが破綻して流出し、末梢塞栓を起こしたと考えられます。幸い、ニトプロとペルサンチンを冠注し slow flow は改善しました。このように、attenuation を伴うプラークは末梢塞栓を起こす危険性があることを知っておかなければなりません。この症例は、末梢ということもあり末梢保護を行いませんでしたが考えさせられる症例です。Attenuation が 5mm 以上続く場合は、特に末梢保護が必要となります。

WORD
▶ slowflow
バルーンやステントを留置した直後に造影遅延を呈すること。不安定プラークに対しバルーンやステントなどの機械的な刺激を加えると、プラークが破綻し内容物である脂質成分や炎症細胞、血栓などが末梢動脈に塞栓することにより起こる。

SLIDE 12

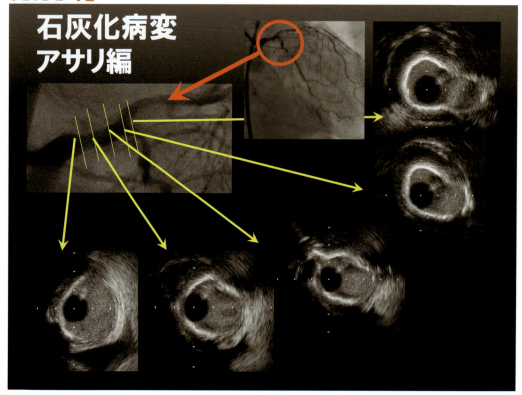

石灰化病変
アサリ編

　石灰化病変は、CTOと同様に治療に難渋する症例です。この症例は、そのなかでもLMTに高度の石灰化を認めた75％狭窄の症例です。石灰化のため表面は白く輝度が高く、後方が見えなくなっています。アサリと同じ画像になっています。前下行枝の入口部よりLMTの中間部までおよぶ石灰化です。一部に全周性の石灰化を認めましたが全周性部分は短く、内腔が2 mm以上あるためロータブレーターは行わずバルーンにて拡張しましたが、有意な拡張が得られずバルーンの拡張不全があるためスコアリングバルーン（scoring balloon）にて割面を入れ、拡張することになりました。

WORD
▶スコアリングバルーン
バルーンの外側に沿ってカミソリのようなブレード（カッティングバルーン）や、ワイヤーやナイチノール製のエレメントが付いたバルーンのこと。亀裂を入れて病変を拡張する。

SLIDE 13

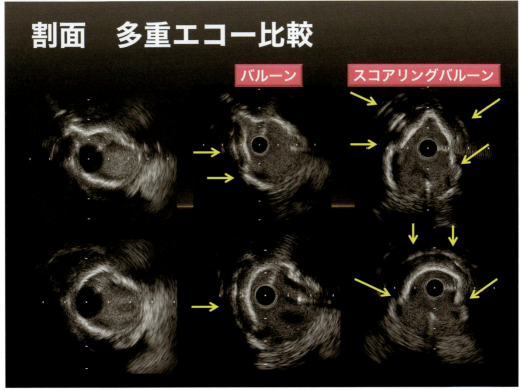

　バルーン後とスコアリングバルーン後の画像です。バルーンでも一部に多重エコーは認め、割面もわずかにできましたが、有意な拡張を得ることはできませんでした。しかし、スコアリングバルーンでは、明らかな多重エコーの増加と割面を2カ所得られることができました。多重エコーの出現は、実験でアサリに傷をつけた状態です。多重エコーが新規に出た場合は、石灰化に傷がついたと考えてよいと思われます。また、割面は石灰化に割れ目ができ十分に拡張されることが推測されます。ただ、割面が1カ所だけでは広がりきらない場合もあるため2カ所以上の割面が理想です。スコアリングバルーンを使う場合、石灰化を壊したい部分の径に合わせてゆっくり拡張すると割面が入りやすい傾向にあります。至適部分より大きいものは力が分散されるため、逆に割面が入りにくいことがあります。

　IVUSでは、多重エコーの出現と割面を確認することが石灰化病変に役立ちます。

SLIDE 14

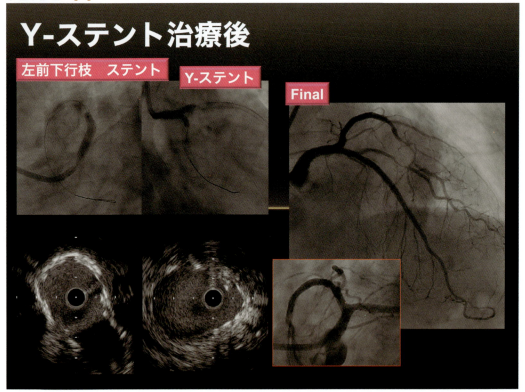

Y-ステント治療後

　再度、バルーン拡張後、前下行枝からLMTにDESを留置し、POTを行い回旋枝からLMTにDESを留置しました。この画像は、後拡張後の冠動脈造影像およびIVUS画像です。十分な拡張が得られています。

　必ず、ステント留置前に石灰化に割面を入れて拡張不全のない状態でステントを留置する必要があります。拡張不全のままステントを留置してしまうと急性冠閉塞やステント血栓症の可能性が増加します。特に、LMTの場合、死に至る危険性があるためIVUSにて十分な拡張が得られたことを確認してからステントを留置しなければなりません。

WORD
▶ POT (proximal optimization technique)
分岐部の治療で行われます。本幹にステントを留置後、短い太目のバルーンを使い本幹のステントの中枢側を後拡張し分岐手前の本幹にステントを密着させるとともに側枝へのガイドワイヤーのデリバリーが可能になります。ステントキッシングテクニックやYステントなどのとき行います。

SLIDE 15

デバイスによるステント変形

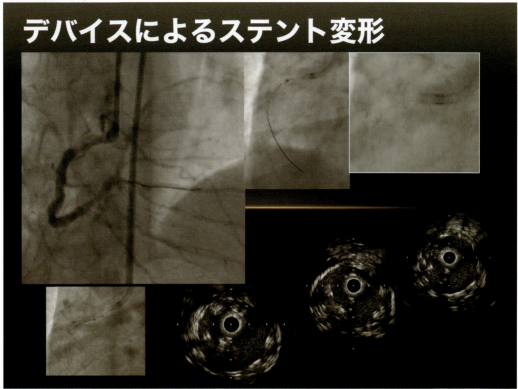

　右冠動脈 seg.1 の狭窄に対する治療の症例です。狭窄部に attenuation を認めたため末梢保護を行い、ステント留置後の IVUS 画像です。ステントが変形し縮小しています。ステント留置後、デバイスを抜去するときにステントに引っかかった状態です。末梢部では、ステントの圧着不良のケースや石灰化病変で扁平になっているときなどにデバイスが引っかかることがあります。このとき、そのまま抜いてしまうとステントの変形が起こります。末梢保護デバイスのみでなく、IVUS などでも同じことが起こります。ステントに引っかかった場合は、絶対に引くのではなく、押してみることが大切になります。

WORD
▶ Attenuation
超音波の反射波が戻ってこない状態、減衰を意味しています。後方は観察できない状態です。Attenuation を認めた場合、脂肪を大量に含んだプラーク（lipid pool）や、壊死した組織（necrotic core）を疑います。

SLIDE 16
IVUSの迅速な判断が有用であった症例

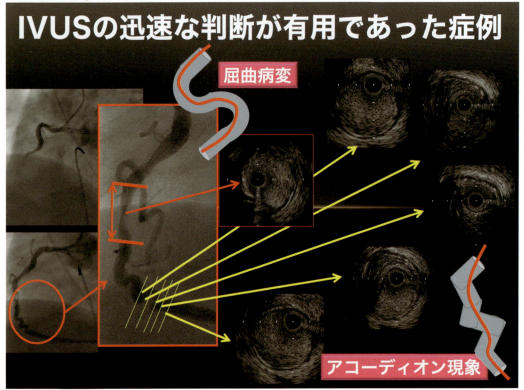

　右冠動脈 seg.2 の急性心筋梗塞の症例です。再疎通後、バルーンにて拡張後の IVUS 像です。狭窄部は、一部石灰化を含むものの均一なプラークの肥厚を認めています。しかし、末梢部に狭窄様エコーと血腫を思わせるようなエコーが確認されました。造影上、冠動脈の蛇行を認めています。この IVUS 画像は、アコーディオン現象により血管が折れ曲がった画像です。アコーディオン現象では、折れ曲がった部分で偽狭窄を起こし血流の低下が起こることがあります。IVUS 画像の特徴として数フレームごとに狭窄度や狭窄形態が変わってくるのが特徴です。通常の狭窄では、数フレームで狭くなったり広くなったりは見られないことと、拡張した血管の血管性状が、正常であることで判断できます。

　アコーディオン現象は、冠動脈屈曲部に狭小化したアコーディオンの蛇腹様の冠動脈造影像が出現することをいいますが、高度屈曲部にガイドワイヤーやデバイスを挿入することにより起こります。ステント留置時、本当の狭窄とアコーディオン現象による狭窄の鑑別が重要となります。鑑別が必要な場合、ガイドワイヤーの柔軟性のある不透過部分をアコーディオン現象を疑う場所まで引いて造影することで確認することができます。また、アコーディオン現象の部分にステントを留置すると、屈曲部のためステント破断（stent fracture）の原因にもなります。

SLIDE 1

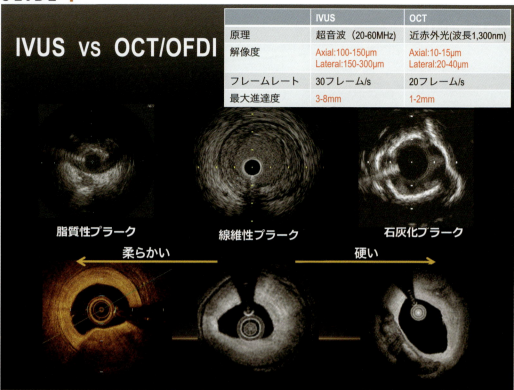

　OCTとは、optical coherence tomography（光干渉断層撮影）、OFDIはoptical frequency-domain imaging（光周波数領域画像）の略語で、光の干渉性を利用して物体内部の様子を撮影する技術、または得られた断層像のことをいいます。

　OCT/OFDIシステムは、近赤外線光（波長約1,300nm）と光干渉計を用いて血管内の断層画像を得る画像診断技術です。光源では狭帯域で可変波長のレーザー光を用い、反射波の波長変化をフーリエ解析して観察対象組織までの距離を求めることが可能です。OCT/OFDIシステムの最大の特徴は、約15μmの解像度でIVUSの約10倍の解像度を有していることです。これは、既存の血管内画像診断技術のなかで最も高い解像度です。IVUSでは観察することができなかった血管内の微小な組織構造を画像化することが可能になりました。しかし、深達度が2mmしかないため血管外の構造を把握することは困難とされています。また、観察時に血液があると光が散乱し血管が観察できないため血液を除去する必要があります。

　IVUSでも線維性プラークは観察可能で均一に見ることができます。しかし、硬い組織である石灰化病変は超音波が反射し深部がまったく見えなくなり、血管構造も観察できなくなります。それに対し、OCT/OFDIでは石灰化構造が観察可能で石灰の厚みも計測できます。石灰化の厚みを観察することにより、ロータブレータ使用の決定やスコアリングバルーンでの割面の確認が可能になります。また、柔らかい組織である脂質性プラークはIVUSでは減衰するため深部が石灰化同様に観察できなくなります。OCT/OFDIでも深部が観察できなくなりますが、IVUSとの大きな違いは被膜を観察できることです。それにより、TCFA（Thin-Cap Fibroatheroma）を判断し末梢保護デバイスの適応を考慮できます。また、表面の輝度を観察することによりマクロファージの存在を認識することができます。

SLIDE 2

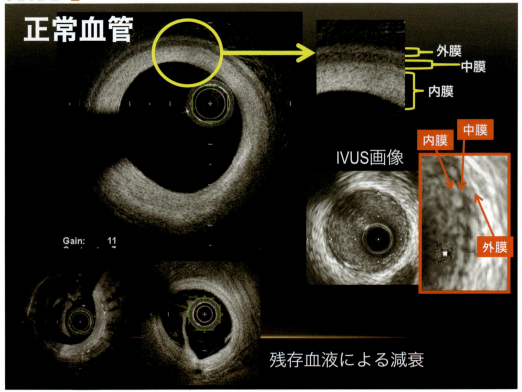

　正常血管は、IVUSでは内膜と中膜は観察することができますが、外膜の厚みまでは観察することはできません。しかし、OCT/OFDIでは外膜の厚みも観察でき完全な3層構造を観察することが可能で、内膜を高輝度、中膜を低輝度、外膜を高輝度で表示します。正常血管を知りIVUSとの見え方の違いを理解すれば、内膜性状など、より詳細な観察が可能になります。

　OCT/OFDIは造影剤や低分子デキストランなどで血管内をフラッシュし、血液を排除して初めてきれいな画像を描出することができます。血液が残存していると血液が光を散乱させ、画像がぼやけたり、光が血液に吸収されることで低輝度になったりします。カテーテルやガイドワイヤーに付着した血液を含め除去する必要があります。自動注入器を使用する場合や手押しで行う場合がありますが、きちんと画像が出てからプルバックする必要があります。また、自動注入器で行う場合はプルバック時間（プルバックスピードと距離）を把握して造影剤の量を設定しておく必要があります。たとえば、プルバック時間が3秒なら4cc／秒の合計4ccで行い、最初の1～2ccはフラッシュ用とします。プルバックを行う前に必ず一度フラッシュし、ガイディングカテーテルの先端まで造影剤を満たしておくことを忘れないようにしてください。

WORD
▶**高輝度**：プラークの濃さが周りの組織より高く白に近い。
▶**低輝度**：プラークの濃さが周りの組織より低く黒に近い。
▶**等輝度**：プラークの濃さが周りの組織と同じ。

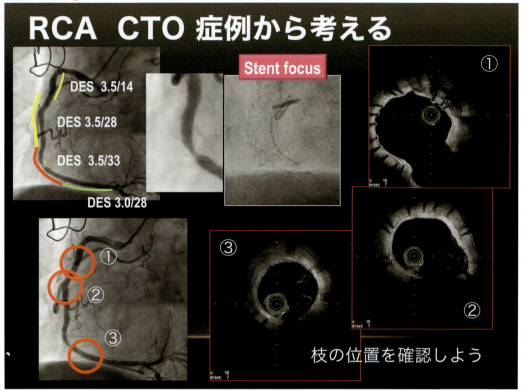

　Seg.2 の完全閉塞に対し完全血行再建のため PCI を行った症例です。末梢から 4 つの DES が留置されました。2 年後のフォローアップカテで seg.2 〜 3 の屈曲部に留置した 2 本目のステントに再狭窄を認め再治療になりました。アンギオで強調画像を行うとステントのフラクチャーが確認され、OCT/OFDI を施行しました。ステントのフラクチャーが原因の再狭窄と考えられポイントが絞られてしまいそうですが、普段から病変部のみを観察するのでなく、ひとつのプルバックからいろいろな発見をすることが大切です。この症例での OCT/OFDI の所見を、画像の読みかたの参考にしていただければ幸いです。

　OCT/OFDI の画像を見る上で最も大切なことは、位置関係をしっかり理解することです。近年はアンギオ画像と同期しわかりやすくなっていますが、枝の位置関係を理解すれば OCT/OFDI 画像だけで十分把握することができます。OCT/OFDI はプルバックスピードが速いため、記録時にすぐ枝を見極めるのは困難なケースもあると思いますが、見直し時、枝をチェックしておけば見えている場所が特定できます。IVUS と違い深達度が浅いため、心外膜側か心筋側かの判断が困難な場合があります。そこで枝を確認しましょう。そのためには、まず、OCT/OFDI のマーカーがどこにあり、どこからプルバックが開始されているかを必ずプルバック直前に確認します。IVUS 同様に枝の入る方向も確認すると完璧になります。

SLIDE 4

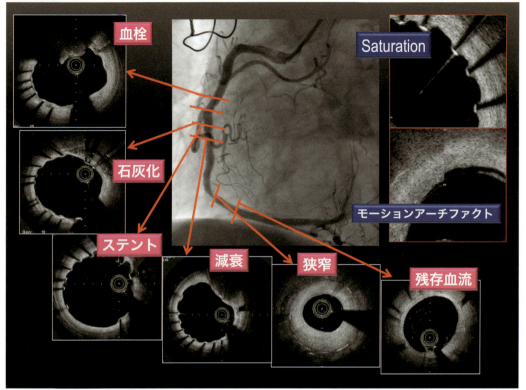

　この症例は、狭窄部以外でも OCT/OFDI で観察すると多数の所見を観察することができました。アーチファクトとして saturation、モーションアーチファクト、残存血流。所見として、狭窄、減衰、ステントのポジション、石灰化、血栓などが認められました。この 1 症例で OCT/OFDI で観察できる所見のほとんどを見ることができます。

■モーションアーチファクト：sew-up　OCT/OFDI は高回転で高速（毎秒 20 〜 30㎜）にプルバックされます。CT が回転し画像を作っているように高回転で高速にプルバックされるため、フレームの始まりと終わりの位置が一致しないときに起こるのがモーションアーチファクトです。主な原因としては、心拍による血管の動きや 1 フレーム内でのカテーテルの急な動きが考えられます。楕円形の歪みが生じ可視的な段差が生じるため、面積の評価には注意が必要です。

■飽和アーチファクト：saturation　強い反射信号が戻ってきた場合に生じるアーチファクトです。ステントストラットやカテーテル表面、ガイドワイヤーで見られます。IVUS ではステントのストラットは後方が見えなくなるだけですが、OCT/OFDI の場合、前面や後面でゴースト像が描出されます。カテーテルの表面やガイドワイヤーでも見られることがあります。画像として IVUS では、ステントのストラットの後方が見えなくなるだけですが、OCT/OFDI の場合、前面や後面でゴースト像を描出してしまいます。

TIPS その他のアーチファクト
▶ bubble shadows：バブルによる陰影。
▶ ghost reflections：多重反射によるゴースト像。複数の反射像が本来の対象物から一定の間隔で現れる。
▶ slight calibration drift：キャリブレーションのズレ。画面上のカテーテルの外径がキャリブレーションマーカーよりも変化してキャリブレーションに誤差が生じる。

SLIDE 5

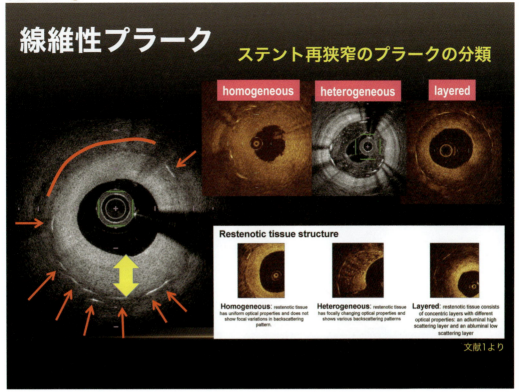

　狭窄部の画像です。IVUSでは、線維性プラークは外膜のエコー輝度とほぼ同等の輝度で示されます。高輝度の石灰化プラークとソフトプラークの中間のエコー輝度とされています。OCT/OFDIでは、高輝度で均質、境界線が不明瞭で減衰が少ないとされています。すなわち、白く明るい画像が、中膜が見えるまではっきり見えていることになります。スライドの所見としてステント内再狭窄の部分の新生内膜は、ステントが見えるまで輝度が高く均質なため、線維性であると判断されます。

　また、もう一つの所見が隠れています。ステントが白く輝度が高く線状に見えますが、一部、線が見えない部分があります。ステントは、円形で網状の筒になっています。ストラッド間に間隔はありますが完全に途絶えることはありません。これは、ステントフラクチャーと呼ばれ、ステントが折れてしまうことを示します。ステントフラクチャーはステント血栓症の原因の一つとなり得るため、この所見を見れば要注意です。

　また、ステント再狭窄のプラークを、ホモ（均一）、ヘテロ（不均一）、レイヤー（層状）に分類し、ホモは内膜性状を分けることもあります。特にヘテロの場合は、プロテオグリカンを多く含んだプラークとされています。

参考文献
1) Gonzalo N, et al. Optical coherence tomography patterns of stent restenosis. Am Heart J. 2009, 158, 284-93.

SLIDE 6

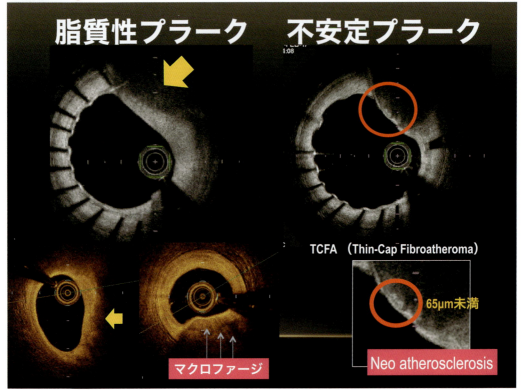

　脂質性プラークは、IVUSでは外膜エコーの輝度に比べ低輝度に示されるとされています。OCT/OFDIでは、低輝度で均質、境界線が不明瞭で光が吸収されてしまうため深部がまったく見えなくなります。減衰です。近位は見えるものの脂質性プラーク以降は黒くなります。脂質性プラークは、厚い被膜（プラーク）の後方にあるため単なる減衰か脂質性プラークかの判断が困難な場合があります。近位部の表面にはマクロファージが沈着するため、表面の輝度が局所的に高くなり後方が線状に見えれば確実に脂質性プラークと判断できます。

　不安定プラークは最も見逃してはならない所見です。IVUSではプラークの一部にカプセル化された低輝度のエコー像が観察され、黒く抜けて見えます。OCT/OFDIでも同様に黒く抜けて見えるのですが、薄い線維性被膜を観察することができます。OCT/OFDIでの所見としては、薄い線維性被膜と大きな脂質コアを有するプラークとされ、脂質性コアの大きさが血管周囲の2分の1と定義されています。

　被膜の厚みを計測し、65μm未満をTCFAといっています。TCFAの破裂は、血栓形成の大きな要因となるため注意深い観察が必要になります。また、PCI中にTCFAの所見を認めたら末梢保護を検討する必要があります。さらに、この症例のようにステント再狭窄など新生内膜にTCFA所見が見られることがあります。これは、遅発性血栓症の原因とされ、この所見をneoathrosclerosis（新生動脈硬化病変）といいます。DESのほうがBMSに比べて早くneoathrosclerosisが出現します。DESの新生内膜はBMSに比べコラーゲン成分が少なくプロテオグリカンが多い傾向を示し、新生内膜の成熟が遅れるためとされています。

SLIDE 7

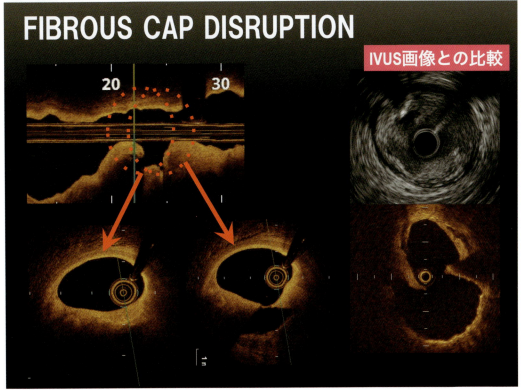

FIBROUS CAP DISRUPTION / IVUS画像との比較

　IVUSでも破裂した像は観察されますが、OCT/OFDIでははっきり薄い被膜の断裂像と穴状のほれ込みが観察されます。このような画像を見ればこの場所の血栓の確認のみならず、末梢の血栓の有無を確認しなければなりません。破れた直後は、被膜内の壊死性コアが流出するため血小板やフィブリンが付着し血栓化します。また、断裂画像の前後に脂質性プラークの残存などを確認する必要があります。脂質性プラークが確認された場合や血栓がある場合の治療には、末梢保護が必要になってきます。「すでに破れているからもう末梢には飛ばない」と思わないでください。

WORD
▶ **Fiburous cup disruption**：TCFAの分裂像を示す。脆弱なプラーク（vulnerable plaque）が破綻した状態。

TIPS
脆弱なプラークは、プラーク量が多く血管内腔面積が縮小し壊死性コアを多く含んだ状態。血管はポジティブリモデリングし拡大している。脆弱なプラークにPCIを行うと微小塞栓や、slow flowをきたしやすいと報告されている。

SLIDE 8

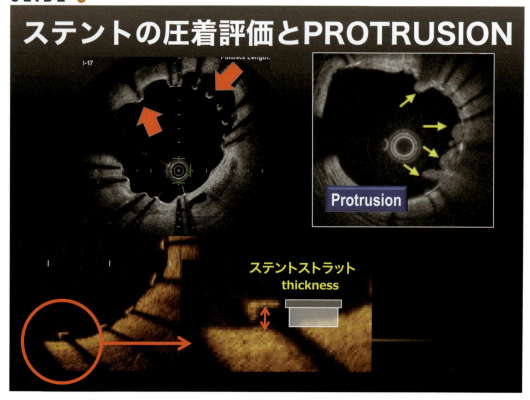

ステントの圧着評価とPROTRUSION

　OCT/OFDIでは、ステント留置後の血管壁への圧着、protrusion（浸み出し）、血栓、解離などを明瞭に観察できます。

　近赤外線は金属を透過しません。そのため、OCT/OFDI画像上で描出されたステント像はステントストラットの内腔側表面のみが可視化されます。ステントの厚みを見ることができないため、血管への圧着評価の際には、ステントごとのストラットの厚みを考慮する必要があります。また、この症例のように、遠隔期にステントの圧着不良を観察することがあります。第一世代のDESに多く出現し、これも遅発性血栓症の原因の一つとされています。また、ステントのストラット間で潰瘍のようにほれ込みになっている状態をMIH（multiple inter-strut hollow）といっています。これは、DESのポリマーによる炎症により起こるとされ、近年のDESには、血管への付着部にはポリマー塗布のないものが増えています。

　ステントは網目状になっています。そのためステントの網目から柔らかい組織や血栓などは浸み出してしまいます。この浸み出しをプロトルージョン（protrusion）と表現したり逸脱の意味でプロラプス（prolapse）といったりします。多くは、急性心筋梗塞など血栓が多い場所に留置した場所に見られます。プロトルージョンをどこまで許容できるかは議論の多いところです。ただ、多量の場合や剥離されそうな場合は、後拡張を行うことはもとより、末梢保護デバイスや血栓吸引デバイスの準備が必要になります。

SLIDE 9

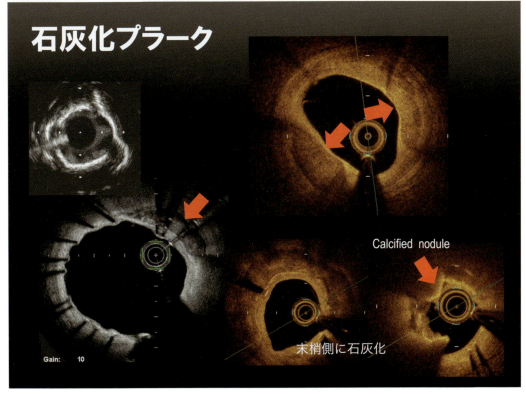

　IVUSでは石灰化プラークは高輝度で反射のため音響陰影で後方が無エコーとなり、石灰化の厚みや後方のプラークの状態などはまったく把握することはできません。それに対しOCT/OFDIでは、減衰が少ないため低輝度で不均質に観察できることに加え、境界線が明瞭に見えるため、石灰化の厚みやボリュームまで評価できます。IVUSで難渋していた石灰化の評価やロータブレータやスコアリングバルーンでの割面の評価が観察できます。

calcified nodule（石灰化結節）

　急性冠症候群の発生機序としてプラークの破綻やびらん以外に、冠動脈石灰化結節の報告がされています。IVUSでは、通常の石灰化と同様に後方の音響陰影を伴い無エコーになります。OCT/OFDIでは、石灰化は減衰が少なく低輝度で不均質に観察できますが、calcified noduleは内腔に突出する後方へのシグナルの減衰を認めます。冠動脈に突出する石灰化に、フィブリンや毛細血管が増生することにより起こるとされています。石灰化部分のプラークの破綻により形成された血栓の修復像と考えられます。Calcified noduleを観察する上で、必ず前後の石灰化の確認が必要です。血栓なのかcalcified noduleなのかの判断は、OCT/OFDIにおいても前後を含め観察しなければ困難です。

WORD

▶noduler：結節性の　▶calcification：石灰化　▶nodule：結節

SLIDE 10

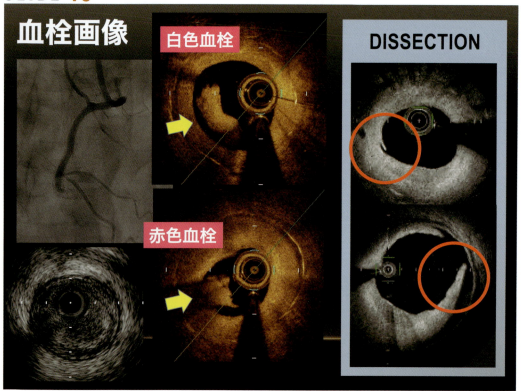

　この症例は遅発性血栓症の症例です。IVUS上は透亮像として観察されました。OCT/OFDIでは、白色血栓と赤色血栓が混在していました。血栓は、急性期のものは血小板成分やフィブリンを多く含む白色血栓ですが、時間が経つにつれ血液成分を多く含むため赤色化していきます。IVUSでは超急性期のものは透亮像に見えますが、OCT/OFDIでは、白色血栓として減衰が少なく観察することができます。しかし、赤色血栓は血液成分のため表面は高輝度になりますが、背後は吸収され強く減衰されます。OCT/OFDIは近赤外線を使用しています。赤は同色のため見えず、白ははっきり見えると覚えれば簡単に区別ができます。

　解離（dissection）は、内膜性解離と中膜性解離に分類されます。一般的に内膜性解離は臨床的には問題にならないケースが多いとされています。しかし、中膜までおよんでいる中膜性解離は急性冠閉塞の原因となりえるため、追加治療が必要となることがあります。石灰化の状態や解離の大きさにより適切な判断が要求されます。特にステント留置後のdistal edgeやproximal edge（ステント留置部の遠位端と近位端）は注意が必要です。ステント端から順行性解離か逆行性解離かを判断し、解離の進行が疑われる場合はステントの追加が必要になります。

SLIDE 11

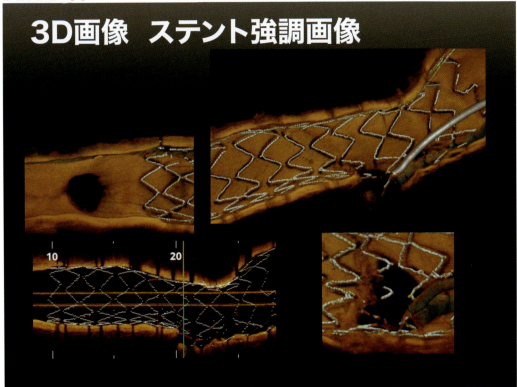

3D画像　ステント強調画像

　ソフトの進歩により 3D 画像がほぼリアルタイムに構築できるようになりました。ステント圧着の有無はもちろん、ガイドワイヤーの走行が確認できます。特に分岐部病変でのステント留置時、最遠位部を選択し拡張することによりカリーナ部分への負荷を軽減することが、再狭窄の予防につながるといわれています。IVUS で再遠位部を選択できたか判断するには熟練が必要ですが、OCT/OFDI で 3D を構築すればすぐに判断することができます。このソフトの使用によってステントの形状を明確に表示し、リンク部分まで観察することができます。また、ステントのない部分でも側枝の位置関係を判断できます。石灰化病変に対しても石灰化の厚みや長さを角度を変えて確認することができます。

LECTURE 5

補助循環を知る。

❶ いざというときの頼みの綱、IABP
演者：赤松俊二

❷ 救命！PCPS
演者：赤松俊二

SLIDE 1

心拍出量と臓器血流量

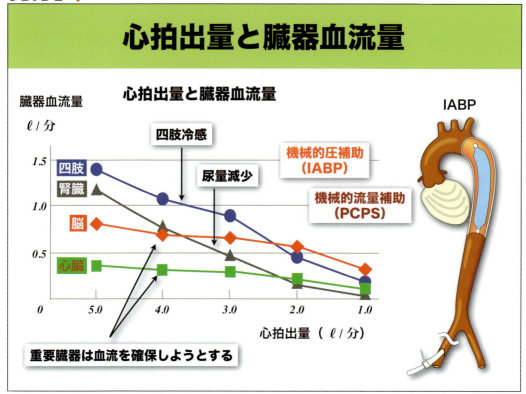

　心臓から出る血液量、つまり心拍出量が1分間に5Lあるとしたとき、主要な臓器への血流量はおおよそスライドに示す通りです。もし何らかの事情で心臓から出る血液量が減ってしまえば、大事な臓器である脳や心臓への血液量は減らないように代償機構が働きます。手足や腎臓の血流量は著明に減少し、臨床的には「四肢冷感」「尿量減少」の形で表われます。もちろん、このような状態になれば原疾患の治療や投薬などを行いますが、循環不全が続く場合には機械的な補助である「IABP」を使用します。IABPはあくまで圧補助であるため、自己血圧が50mmHg以上なければ効果が期待できないといわれています。IABPで対処できない場合は流量補助である「PCPS」が必要になります。

　IABPは経皮的に胸部下行大動脈内にバルーンを挿入し、心周期に同調させて拡張と収縮を繰り返し、心機能を補助する治療法です。

WORD
▶ IABP (intra aortic balloon pumping)：大動脈内バルーンパンピング
▶ PCPS (percutaneous cardiopulmonary support)：経皮的心肺補助法

))) START LECTURE 5-①

SLIDE 2

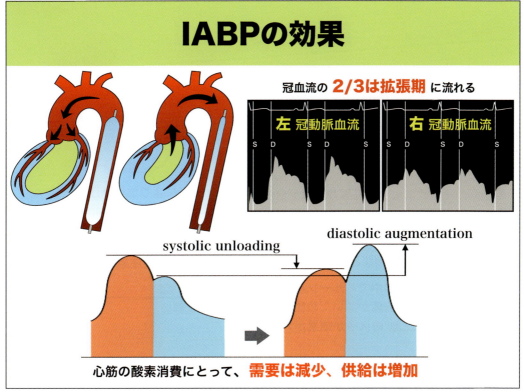

　一般的に血液は圧力の高い収縮期に流れますが、冠動脈は心臓の内圧の影響で拡張期に多くの血液が流れます。冠動脈に流れる血流の3分の2は拡張期に流れるといわれています。IABPはその拡張期に風船を膨らませることにより拡張期圧を上昇させるため、結果的に冠動脈の血流量が増えることになります。これが"diastolic augmentation"といわれる冠血流増大効果です。これにより心筋へのエネルギーの供給量が増えることになります。

　拡張期に膨らませたバルーンを収縮期にしぼませることにより、吸引効果により心臓は楽に血液を送り出すことができます。つまり、心筋のエネルギー消費量が少なくて済むということになります。これを"systolic unloading"といいます。収縮期血圧が減少するため、心室中隔穿孔時の左→右短絡量の減少効果、腱索断裂などによる急性の高度僧帽弁閉鎖不全時の逆流量の減少効果も期待できます。

　まとめると、IABPにより心筋の酸素消費にとって需要は少なくなり、供給は多くなるということになります。

TIPS
▶ IABPの2大効果
・diastolic augmentation：冠血流増大効果
・systolic unloading：左室後負荷軽減効果

SLIDE 3

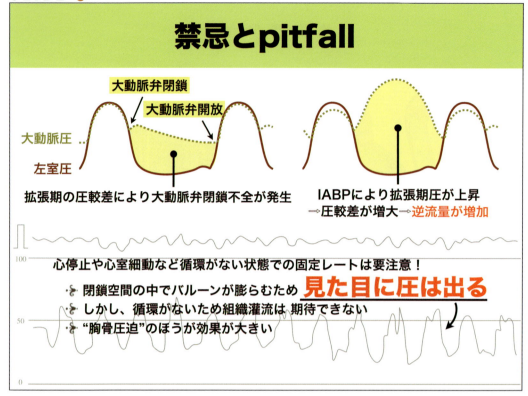

　IABPにより拡張期圧が上昇するため、拡張期に発生する大動脈弁閉鎖不全症が中等度以上ある場合は逆流量が増加し、状態を悪化させるため使用が禁忌となります。胸部・腹部大動脈瘤では動脈瘤の破裂や壁在血栓剝離による塞栓症の危険性があるため、また、大動脈解離では解離進展の危険性があるため、それぞれ禁忌となります。腸骨動脈から総大腿動脈の重症末梢動脈疾患ではシースの挿入やカテーテルの通過が困難になりますが、血管内治療を行えば使用が可能になります。血管内治療が難しい場合や蛇行が強くカテーテルの挿入が困難な場合は、上腕動脈からアプローチすることもあります。腕頭動脈でアテロームが剥がれたときに重症脳梗塞のリスクがあるため、通常は左の上腕動脈を用います。

　IABPはあくまで圧補助であり、効果には限界があることも知っておく必要があります。心拍出量の増大は10〜20％程度のみで、自己圧が50mmHgより低いと効果がないといわれています。そのため、心停止や心室細動など循環がない状態での固定レート（インターナルモード）では見た目に圧力が出ているように見えるので勘違いしがちですが、実際にはほとんど循環しないため組織灌流は期待できません。心停止などでインターナルモードを選択するのは、バルーンに血栓が付着するのを防止するためです。胸骨圧迫を行うほうがよほど効果が大きいといえます。胸骨圧迫をする場合は圧迫とバルーン拡張が競合する場合があるため、動脈圧トリガーを選択することもあります。

SLIDE 4

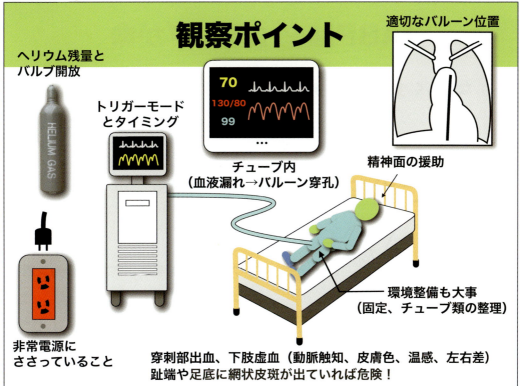

　観察ポイントとして図に示したことが挙げられます。心電図や血圧など血行動態のモニタリングが最も重要なのはいうまでもありません。忘れがちなのはヘリウムガスボンベのバルブの開放です。バルブが閉じてあっても残ったガスで駆動できてしまう場合があります。しかし、そのまま駆動し続けるとヘリウムガスの残量アラームが発生しポンプが停止することもあります。電源も同様で、コンセントにささっていなくてもバッテリーで駆動が可能です。しかし、これもそのまま駆動し続けるとバッテリーを使い切ってしまい停止する危険性もあります。コンセントへのさし忘れは、患者移動後などで起こることがあるため特に気を付けるようにします。そのコンセントは、停電や災害時への備えとして非常電源を使用するのが原則です。

SLIDE 5

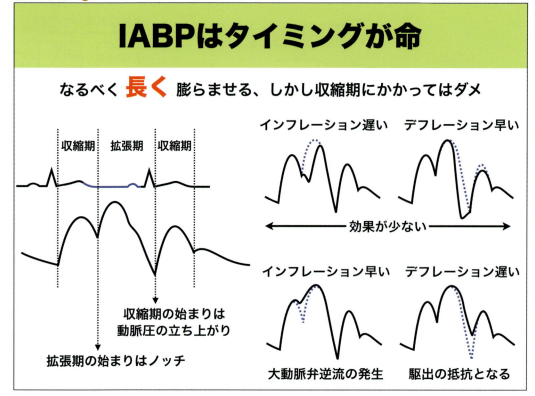

　バルーン拡張のタイミングは動脈圧のノッチ（dicrotic notch）に合わせ、バルーンの収縮は心電図のR波の手前に合わせます。ノッチに合わせて拡張期圧が上昇していて「収縮期＜拡張期圧」の2相性波形になっていることを確認します。わかりにくいときはタイミングを1：1から1：2に変えてみるとよいでしょう。タイミングの確認には中心血圧であるIABPの先端圧を使用します。橈骨動脈圧では脈波伝搬時間のずれがあるため、ノッチよりも50msecほど早く設定する必要があります。そのため正確なタイミングがわからないので注意が必要です。タイミングは心電図で調整しますが、電気メスの影響などで心電図にノイズが多くて心電図トリガーができない場合は、動脈圧でタイミングを取ります。ただし、この動脈圧トリガーは脈圧がおおよそ30mmHg以上必要であるため、血圧低下で脈圧がなくなると駆動が停止します。また、採血などで圧波形が消えても停止しますから注意が必要です。圧センサー付バルーンを使用すると自動的にタイミングが調整されます。

　タイミングがずれると効果が減るばかりか逆効果のこともあります。バルーンの拡張（インフレーション）のタイミングが遅い、あるいはバルーンの収縮（デフレーション）のタイミングが早い場合はバルーンが膨らんでいる時間が短くなりますから効果が少なくなってしまいます。また、デフレーションが早い場合は吸引効果により冠血流量が減少することも考えられます。インフレーションが早い場合は大動脈弁がまだ開いているときにバルーンが拡張するため、大動脈弁の逆流が発生し左室拡張末期圧が上昇してしまいます。デフレーションが遅い場合は駆出の抵抗になり、心臓に負担になります。

SLIDE 6

適切なバルーン位置

理論上は大動脈弁に近い方が効果が高い
実際はバルーン先端が大動脈弓部頂点

高過ぎると…
　カテーテル先端による **大動脈壁損傷**
　脳血管にバルーンがかかり **脳血流が低下**

低過ぎると…
　心臓から遠くなり **効果が減少**
　腎動脈にバルーンがかかり **腎血流が低下**

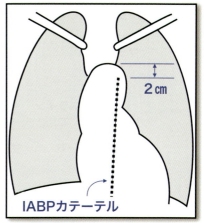

IABPカテーテル
胸部X線写真にて位置を確認
弓部頂点の陰影より2cm程度下

※足や腹部の血管が蛇行していると自然にバルーンが降下してくる場合がある
　→ diastolic augmentation効果が少なくなる

　タイミング以外に、バルーンの留置位置も重要です。高過ぎるとカテーテル先端による大動脈壁損傷や、脳血管にバルーンがかかることによる脳血流の低下も考えられます。逆に低過ぎると、心臓から遠くなるため効果が減少します。腹腔動脈や腎動脈にバルーンがかかるとそれらの血流が低下します。また、腎動脈付近は動脈壁の石灰化も起こりやすくバルーン破損の原因にもなります。IABPバルーンカテーテルが長すぎると、カテーテル先端をきちんと合わせていても下端が腎動脈にかかってしまいます。身長に合わせたIABPバルーンカテーテルを選択することが大事です。

　カテーテルを留置したときにバルーン先端位置の確認をしていますが、足や腹部の血管が蛇行していると自然にバルーンが降下してくる場合があります。胸部X線写真で定期的に確認をする必要があります。

TIPS
▶効果が少なくなってきた場合の原因
①タイミングが適切でない
②漏れやねじれなどでバルーンが膨らんでいない
③バルーン位置が適切ではなく足側に下がっている
④心臓が元気になり自己圧が上昇している

SLIDE 7

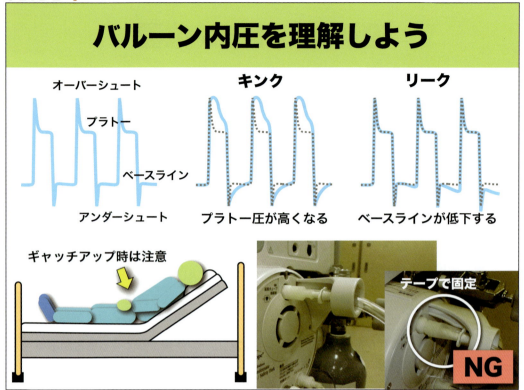

　バルーン内圧を見るとバルーンの拡張、収縮状態がわかります。そのため、バルーン内圧を理解すると正常に駆動しているかの判断ができますが、なかなか難しく覚えるのがたいへんなのが現状です。ただ、難しいことはわからなくても、異常があれば機械はきちんとアラームを鳴らしてくれます。つまり、アラームが鳴った時の対処をしっかりと押さえておくことが大事です。

キンクアラームが鳴れば……

　刺入部は折れ曲がりやすいところです。特にギャッチアップをしているときは注意します。また、チューブがベッド柵に挟まっている場合もあります。刺入部から機械への差し込み口までくまなく異常がないかを確認しましょう。体内でカテーテルが折れている場合もあるため、X線写真での確認が必要になる場合もあります。

リークアラームが鳴れば……

　まず機械へのさし込み口を確認します。機種によっては引っ張られたときに、患者側のチューブが抜けないようにわざと外れやすくなっています。外れやすいからといってテープで固定することは慎みましょう。その他の接続部も確認し、接続部に問題がないにもかかわらずリークアラームが鳴り続けるようであれば、バルーンやチューブからのリークを疑います。

SLIDE 8

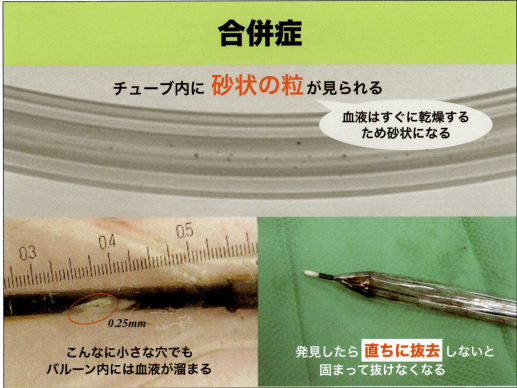

 チューブ内に茶色い砂状の粒がないかどうかを定期的に確認します。これはチューブ内に流入した血液です。駆動ガスは乾燥しているため微量の血液の場合はすぐに乾燥して砂状になります。よく見ないとわからないため注意深く観察します。多くはリークアラームが鳴るため、アラームが鳴った時はチューブ内をよく確認します。もしも血液が流入した場合は、すぐにバルーンを除去する必要があります。放置していると血液が凝固してしまい抜去できなくなり、外科的に抜去しなければならなくなります。また、リークアラームが鳴っているということは、前ページのスライドにもあるようにバルーン内圧の基線が低下していることになり、これはガスが外部に漏れていることを意味します。リークの原因がバルーンに穴が開いている場合は、漏れたガスは血液中に入り込んでいるということです。

 その他の合併症として、挿入時の血管損傷や出血、挿入中の下肢血行障害や感染、塞栓症などがあります。重篤な合併症として、バルーンが大動脈内のアテロームを剥がしてしまい、それがシャワーのように撒き散らされて起こるBlue toe症候群（コレステリン結晶塞栓症）があります。腎臓や皮膚など全身の末梢動脈を閉塞することにより発症します。疼痛に対しては鎮痛薬や硬膜外ブロック、腎不全に対しては血液浄化を施行しますが、塞栓したコレステリン結晶そのものを溶解、除去する方法はないため一度発症すると予後不良の疾患です。認めればすぐにIABPを中止する必要があります。塞栓源の血管内露出を促進させる恐れのある抗凝固療法や線溶療法は行わないことが多いです。

SLIDE 1

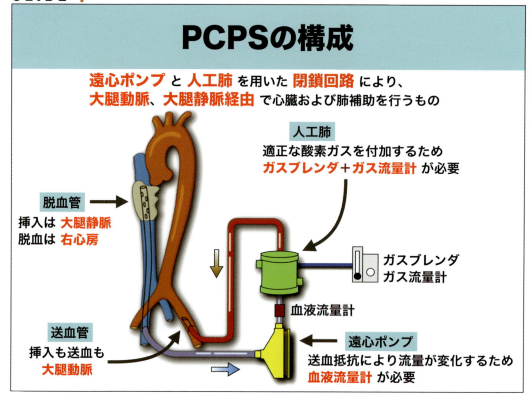

　PCPSとは、遠心ポンプと人工肺を用いた閉鎖回路により、大腿動脈、大腿静脈経由で心臓および肺補助を行うものです。脱血管や送血管の挿入はシース挿入と同様の操作で行えます。透視下にて挿入されることが多いですが、透視がなくても挿入は可能です。しかし脱血管は鼠径部から右心房まで挿入する必要があり、非透視下で挿入するときは血管穿通を防ぐため、解剖学的に直線に近い右の大腿静脈から挿入します。遠心ポンプは名前の通り遠心力で血液を押し出すもので、洗濯機の脱水槽をイメージしていただければわかりやすいかも知れません。最大の特徴は前負荷（脱血量）・後負荷（送血抵抗）に応じて流量が変化する自動調整能があることです。つまり、不意に回路が折れ曲がったりしてもポンプが空回りするだけで、回路が破損したりすることはありません。しかし、勝手に流量が変わってしまうため、必ず「流量計」が必要です。PCPSは閉鎖回路であるため空気を送るリスクが少なく、自動調整能を有する遠心ポンプを用いるため管理が比較的簡便であると言えます。

WORD
▶カニューレ：脱血管や送血管の総称。

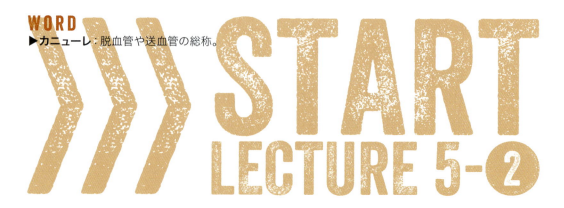

SLIDE 2

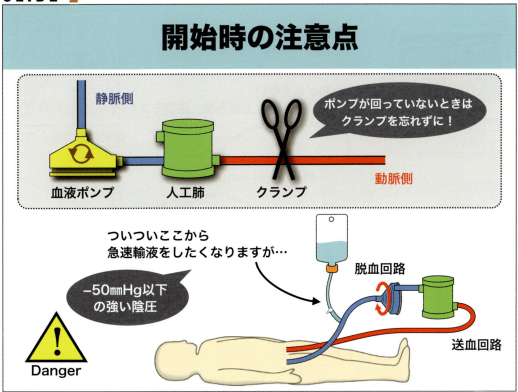

開始時の注意点

　緊急時には全身にヘパリンが投与されていないこともあります。充填液にヘパリンを入れていてもカニューレ内で凝血することがあり、回路の目詰まりや塞栓症の原因になります。カニューレと回路を接続する前に、カニューレ内の血液を少しばかり瀉血することにより最悪の事態を防いでくれます。遠心ポンプには閉塞しているところがないため、ポンプが回転していないときは必ず鉗子でクランプをしておく必要があります。クランプをしていないと、カニューレと回路を接続した瞬間に大量の動脈→静脈シャントが起こり血圧が下がってしまいます。開始直前に回路内にエアーがないことを確認し、人工肺へのガス供給を行った後、遠心ポンプを回転させてからクランプを解除します。この時「脱血回路→血液ポンプ→人工肺→送血回路」と順次流れていくのを目で追い、送血回路の血液が赤く酸素付加されていることを確認します。

　開始直後は脱血不良になりやすいため、あらかじめ急速輸液の準備をしておきます。患者さんの血液データにもよりますが、輸液はリンゲル液より血漿製剤や輸血のほうが浮腫防止に役立ちます。充填液を入れるポートがあるために、ついついそこから急速輸液をしたくなりますが、脱血回路内はかなりの陰圧がかかっています。そのため、油断していると大量の空気が回路内に混入することにもなりかねません。少しでもリスクを回避するため、脱血管からの輸液は行わないか、輸液を行う場合は絶対に目を離さないようにしなければなりません。

SLIDE 3

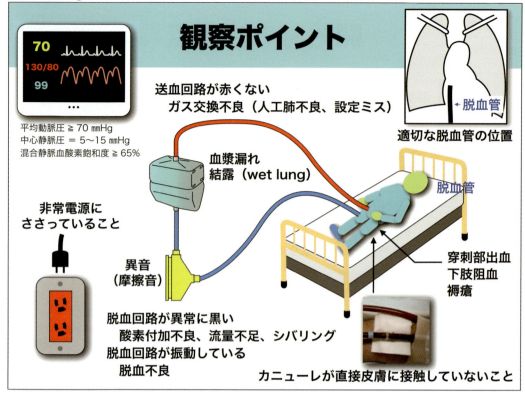

　PCPSからの送血量が足りているかを把握することはとても重要です。灌流状態の指標として用いられるのが、混合静脈血酸素飽和度（S$\bar{v}$O$_2$）、ベースエクセス（base excess：BE）、乳酸値、尿量です。S$\bar{v}$O$_2$の低下は組織の酸素不足を表わしています。シバリングが起こると酸素消費量が増加するためS$\bar{v}$O$_2$の急激な低下が見られます。体温調整を行うとともに鎮静薬の投与を行います。BEの低下や乳酸値の上昇は嫌気性代謝の進行を表わしています。尿量も灌流状態の指標として用いられますが、右房脱血により右房壁の伸展を低下させ、ヒト心房ナトリウム利尿ペプチド（human atrial natriuretic peptide：hANP）濃度が減少して尿量が低下することあります。尿量が少ないからといって灌流量が不足しているとは限らないということです。これらを総合して灌流量を判断する必要があります。

　IABPやPCPSを施行している患者は、心不全状態による末梢循環不全やカテコールアミンの投与による末梢血管の収縮により、皮膚への灌流が低下しているため褥瘡ができやすい状態です。体圧分散マットの使用や定期的な体位変換の実施が予防につながります。また、環境整備も重要です。さまざまな配線類、チューブ類、ガス配管などをきちんと整えることが事故防止につながります。

WORD

▶シバリング（shivering）
筋肉を律動的に動かすことで熱を発生させて体温調整を行う生理現象。

SLIDE 4

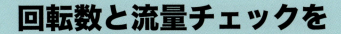
回転数と流量チェックを

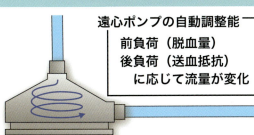
遠心ポンプの自動調整能
前負荷（脱血量）
後負荷（送血抵抗）
に応じて流量が変化

回転数と流量を
カルテに記載する

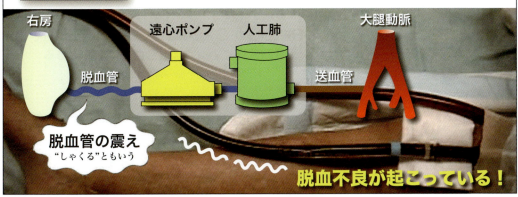

右房／脱血管／遠心ポンプ／人工肺／送血管／大腿動脈

脱血管の震え
"しゃくる"ともいう

脱血不良が起こっている！

　遠心ポンプには前負荷と後負荷に影響される自動調整能があります。これは、同じ回転数でも抵抗により送る血液量が変わるということです。そのため、回転数と流量の両方を記録に残しておくことが大事です。回転数が一定であるにもかかわらず流量が低下した場合、脱血ができていないか送血ができていないかということになります。そのため、回路をチェックして折れ曲がりなどがないかを確認します。心機能が良くなってきても流量が低下します。これは、「心臓から出る血液量が増える＝PCPSから見れば抵抗になっている」ということです。折れ曲がりなどの不具合がないにもかかわらず流量が低下する時は、心エコーなどを用いて心機能の評価をしましょう。

　たまにみられるのが脱血不良です。脱血不良が起こると、右房や血管壁が脱血管に吸い付いたり離れたりを繰り返すことにより、回転数が一定であるのに流量が頻繁に変動します。回路がぶるぶる震えた状態となり「しゃくっている」などといったりします。原因としては循環血液量が不足している、脱血管の折れ曲がりや先端の位置不良があることなどが考えられます。通常でも脱血側にはかなりの陰圧がかかっていますが、脱血不良になればさらに大きな陰圧がかかり溶血の原因となります。

SLIDE 5

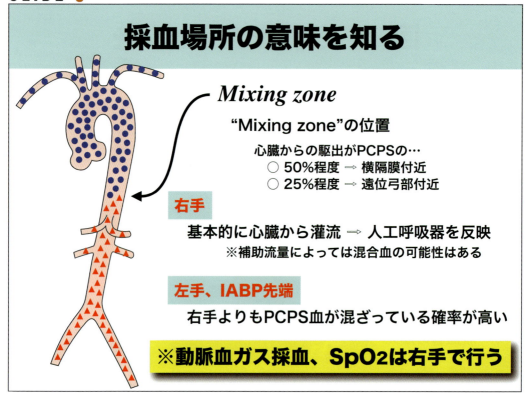

人工肺と自己肺は別々に管理する必要があります。それには、PCPSからの血流がどこまで流れているかを把握することが大事です。理論的にはPCPSで全身を循環することは可能ですが、通常は上半身が自己循環、下半身がPCPSによる循環と考えます。自己拍出とPCPSからの血流がぶつかるところを「mixing zone」といい、通常は胸部下行大動脈付近になりますが、心機能が非常に悪い場合はmixing zoneが心臓側にシフトします。ここで注意してほしいことは、頭はあくまで自分の肺で酸素化した血液が流れている可能性が高いため、PCPSで採血した酸素分圧に問題がなくても呼吸器の設定を変えてしまうと脳および心臓虚血の危険性があるということです。通常はパルスオキシメータの装着は右手でも左手でも構いませんが、PCPSが回っているときは少しでもPCPS送血の影響が少ない右手に装着して自己肺の評価をします。

TIPS
▶人工肺送気ガスの設定
酸素分圧の調整は送気ガスのFiO_2で、炭酸ガス分圧は送気ガス流量で調整する。

SLIDE 6

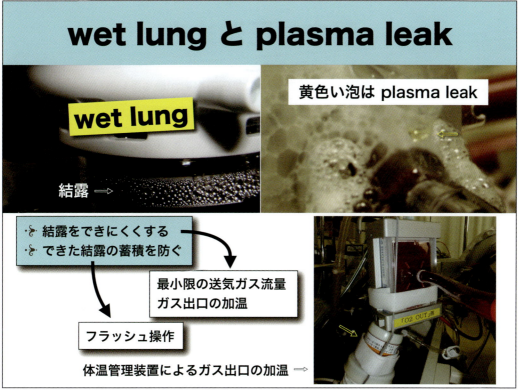

　冬に鼻の下が濡れている、なんて経験はありませんか？　これは、肺内で37℃の飽和水蒸気状態になった空気が、外気温で冷やされて起こる結露です。人工肺も同じことで、送気ガスが人工肺内で37℃の飽和水蒸気になり、人工肺の出口で室温に冷やされて結露が発生します（wet lung）。この結露は送気ガス流量が多いほど多くなります。発生した結露は毛細管現象により人工肺のガス層にまで入り込み、ガス交換能を低下させるために定期的に除去する必要があり、送気ガスを10L/分で10秒程度フラッシュして吹き飛ばす操作がよく行われます。ガスフラッシュ後に送気ガスの設定を戻し忘れると炭酸ガスの飛びすぎが問題になります。炭酸ガス分圧の減少は脳細動脈を収縮させ脳血流が減少する可能性があるため、PCPS中は高めの$PaCO_2$で管理するほうが良いともいわれています。手術などで使用する温風式の体温管理装置などでガス出口を温めると、排気ガスとの温度差がなくなり結露の発生そのものを防ぐことができます。

　人工肺の構造は透析の膜とよく似ています。膜には多数の小さな穴があり、その穴を通してガス交換が行われるため長期間使用していると血漿漏れ（plasma leak）が起こることがあります。肝不全で発生しやすいといわれていますが、これが起こるとガス交換能が低下します。ガス出口から黄色い泡が出てくれば血漿漏れを疑い、交換を考慮する必要があります。無孔層を有する人工肺を使用すると、このリスクを少なくすることができます。

SLIDE 7

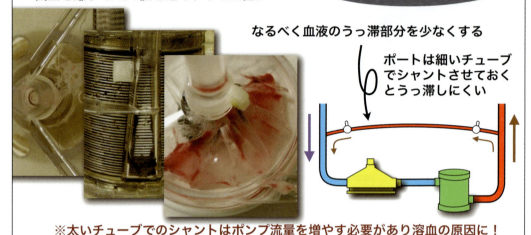

基本は圧迫止血

送血管、脱血管挿入部位からの出血が最も多い

出血を嫌ってACT値を短くすると血栓が…

血腫はマーキングにて評価

なるべく血液のうっ滞部分を少なくする

ポートは細いチューブでシャントさせておくとうっ滞しにくい

※太いチューブでのシャントはポンプ流量を増やす必要があり溶血の原因に！

　全身ヘパリン化による抗凝固療法や体外循環による凝固因子の消費があるため、合併症で最も多いものが出血です。特に刺入部からの出血が多く、血腫をマーキングして評価をすることが大事です。そのほかの出血として、消化管出血は胃管排液や便性状、気道出血は気管チューブ、皮膚粘膜からの出血は口腔や鼻腔内、脳出血は瞳孔や麻痺を確認します。活性化凝固時間（activated clotting time：ACT）は長いと出血が、短いと血栓形成が懸念されます。多くは200秒前後で維持しますが、出血がひどい場合はもう少し短めにすることもあります。ただし、出血が容認できるようでしたら200秒以上を維持したほうが安全です。ACT値にかかわらず、ポート類の血栓形成の有無は定期的に確認をする必要があります。できるだけ血液のうっ滞部分をなくすようにします。

　ヘパリンを十分に投与していても血液凝固の徴候がみられたら、ヘパリン起因性血小板減少症（heparin induced thrombocytopenia：HIT）を疑います。ヘパリン投与を止めアルガトロバンに変更しますが、抗凝固薬の変更だけでなくヘパリンコーティングをしていない回路の使用が必要な場合もあります。

TIPS
▶アルガトロバン投与
・ボーラス投与：5mg
・持続投与：6μg/kg/min
・APTT：70秒 目標（基準の2倍以上）※通常はACT管理で問題ない

SLIDE 8

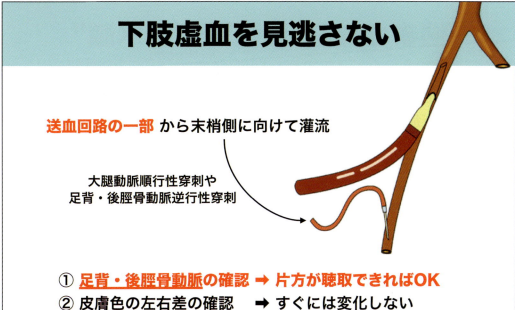

　PCPSは送血管が太いため、IABPよりも下肢の虚血になりやすいです。虚血状態が長引けば再灌流したときに代謝性筋腎症候群（myonephropathic metabolic syndrome：MNMS）を引き起こすことがあります。動脈触知は足背動脈または後脛骨動脈のどちらかがドプラで確認できれば大丈夫です。皮膚色や皮膚温の左右差も参考になりますが、不確かなこともありドプラが基本と考えたほうがよいでしょう。虚血傾向を認めれば挿入部末梢側の血流を確保しなければなりません。血流の確保にはPCPSの送血回路のポートから末梢側に向けて灌流を行います。大腿動脈からの順行性穿刺や足背動脈または後脛骨動脈への逆行性穿刺が行われます。

WORD

▶代謝性筋腎症候群（myonephropathic metabolic syndrome：MNMS）
遮断されていた血流を再開させたときに代謝産物や壊死産物が血流に乗って全身にわたり、高カリウムによる心停止やミオグロビンによる腎不全などを起こす、予後が極めて不良な疾患。

SLIDE 9

悩まされる"浮腫"と"肺水腫"

血液希釈 → 血漿膠質浸透圧低下 → **浮腫**
炎症 →

- 漏れにくくする ⇒ **輸血、血漿製剤** → アルブミン 3.5 g/dL 以上 ⎫ を保つ
- 炎症を抑える ⇒ **ステロイド**　　　ヘモグロビン 10 g/dL 以上 ⎭
- 物理的方法 ⇒ **DVT予防装置**

PCPSによる後負荷増大 → 左房圧上昇 → **肺水腫**

PCPSの流量が多いほど心臓にとっては駆出しにくくなる

左室 ← PCPS

IABP 併用（後負荷軽減）
カテコールアミン 投与（自己心拍出）

　PCPSでは浮腫を認めることが多く、重症患者ほどその傾向が高くなります。血管から組織への水分移行を防ぐためには血漿膠質浸透圧の維持が重要であるため、積極的に輸血や血漿製剤の投与を行います。ステロイド剤の投与や下肢のマッサージも効果があるといわれています。PCPSの流量は心臓にとっては向かってくる流れであるため、PCPSの流量が多いと心臓にとって後負荷となります。心機能が悪いほどPCPSの流量を増やさなければならず、心臓にとっては後負荷が増すというジレンマがあります。後負荷を軽減するためIABPの併用は必須です。カテコールアミンの投与は心臓からの駆出を促し肺水腫の予防につながります。

　心機能が回復してくれば離脱となります。離脱時の注意点は、心機能の評価には前負荷が必要ということです。前負荷が十分でなくても良好な動きを示す場合もありますが、脱血しているときには、動きが悪くても前負荷をかけていくと動きが良くなってくることもあります。そのため、心機能は脱血を絞り心臓にボリュームを返した状態で評価します。離脱時に忘れがちなのが呼吸器設定の調節とACT値の確認です。離脱後にSpO$_2$が下がってきて気が付く、なんてことがないようにしたいものです。

TIPS
▶ ON-OFFテスト
流量を1.0L/分程度まで落とし循環状態を確認し、PCPSの流量を5分程度止めて循環動態を確認する。問題なければ離脱となる。

LECTURE 6
合併症を知る。

❶ 冠動脈穿孔
演者：清水速人

❷ 冠動脈内空気塞栓からの
冠血流低下による心室細動
演者：野崎暢仁

❸ PCI中に発生した
大動脈弁逆流によるショック症例
演者：赤松俊二

❹ いつでもモニタリングを
演者：赤松俊二

SLIDE 1

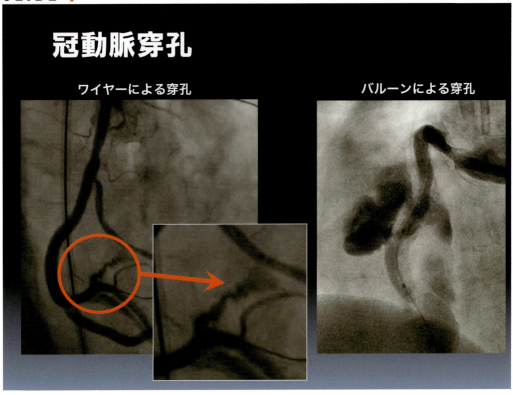

冠動脈穿孔の頻度は1％以下と稀です。PCIの適応が広がり石灰化病変や慢性完全閉塞病変（chronic total occlusion：CTO）などの複雑病変の治療の際、硬いガイドワイヤーで血管を傷つけ、穴を開けてしまい穿孔に至ることがあります。また、バルーンやステントの過拡張や、ロータブレータやDCAなどのデバルキングデバイスを使用する際にも十分な注意が必要です。ガイドワイヤーによる穿孔の場合は、穴が小さく徐々に血液が心囊へ漏れ出すことから発見が遅れることがあります。それに対し、バルーンやステント、デバルキングデバイスで傷つけた場合は、穴が大きく一気に血液が心囊に流入し、心タンポナーデになり血行動態が破綻することがあります。常に、われわれは心囊ドレナージや緊急手術になる危険性があることを知っておく必要があります。

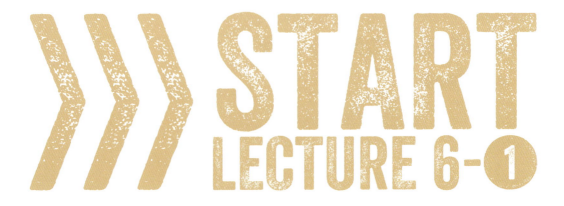

SLIDE 2

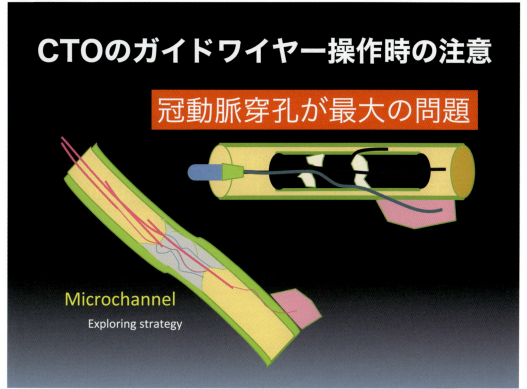

　ガイドワイヤーは、柔らかい病変を通過する場合はそのまま血管内を通過しますが、CTOのように硬く石灰化など混在している場合は、無理に押すと石灰化ではじかれ血管外走行することがあります。主要な冠動脈は心外膜血管のため、血管外にガイドワイヤーが出ると冠動脈穿孔が起こり、血腫を形成したり血液が心嚢内に流出します。重篤な場合、ガイドワイヤー穿孔でも心タンポナーデになることがあります。特に、CTOの治療時、先端荷重の高いスティック（ハード）タイプのガイドワイヤーを使用する場合には、ガイドワイヤーの走行を見ることと、ガイドワイヤーが心筋に当たって出る心室性期外収縮に注意を払う必要があります。マイクロチャンネル（microchannel）が存在するCTOでフロッピー（ソフト）タイプのガイドワイヤーで進めている場合でも、先細りのテーパータイプの場合は要注意です。また、閉塞ではない冠動脈狭窄に対し、本幹をフロッピータイプのガイドワイヤーで走行中でも、小さな枝などに迷入した場合は穿孔を起こす危険性が十分あることを知っておいてください。ガイドワイヤーは末梢まで入れて操作を安定させますが、このとき、末梢の状態を確認しておくことが大切になります。

SLIDE 3

もし冠動脈穿孔になったら
- 1. プロタミンによる中和
- 2. マイクロカテーテルによる陰圧
- 3. 長時間のバルーン拡張
- 4. コイルや自己脂肪組織による塞栓
- 5. カバードステント（covered stent）

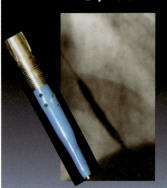
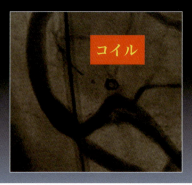
コイル
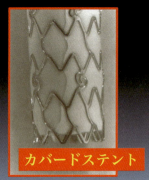
カバードステント

　もし冠動脈穿孔が起これば、早急な止血処理が必要になります。出血している場所を特定しバルーンによる止血を行います。PCI時には、ヘパリン化を行い凝固時間が延長しているためプロタミンによる中和を行います。バルーンで15分から30分間行い止血しても止まらない場合は何度か長時間拡張を行います。このとき、長時間拡張により血液は遮断されているため虚血をきたします。そのため、バルーン拡張時も末梢へ血液が流れる構造になっているパーフュージョンバルーンを使うことを推奨します。マイクロカテーテルを穿孔した血管までもっていき、吸引陰圧をかけることで穿孔した血管を虚脱させて止血を試みることもあります。それでも止血が困難な場合、末梢や側枝など小さな場所からの出血には自己の脂肪組織やコイルによる塞栓術を行います。血管が裂けて出血が止まらない場合は、ポリテトラフルオロエチレン（PTFE）の膜でステントが覆われたカバードステントを使用します。ロータブレータなどのデバルキングで傷つけた場合は、バルーン止血とともにすぐにカバードステントを準備する必要があります。

TIPS
プロタミンは、急速投与により、血圧低下や肺動脈の急速強度の収縮を起こすため肺動脈圧急上昇をきたすことがある。慌てずゆっくり中和することが大事である。また、インスリン使用歴のある患者では重篤なアナフィラキシーショック様反応を起こす危険性があることを知っておく必要ある。

SLIDE 4

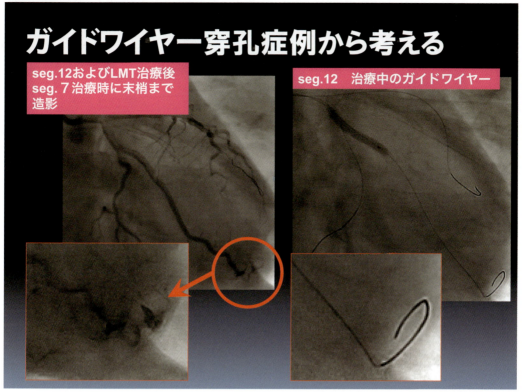

症例は、LMT、回旋枝12、前下行枝7に対する治療予定の患者さんです。seg.12およびLMTを治療後、seg.7を治療時に末梢まで造影しました。seg.12の末梢で造影剤の浸み出し像が確認されました。右のアンギオ画像は、seg.12の治療時のガイドワイヤー像です。明らかに血管とは違う位置にガイドワイヤーが迷入していることが疑われます。このように、冠動脈穿孔が疑われる場合は血圧の確認はもちろんですが、心エコーにて心嚢水の貯留を確認する必要があります。血圧低下が起こってからでは対応が遅くなるため、冠動脈穿孔を疑ったらすぐに心エコーを行い心嚢水の量を確認しておく必要があります。そして、継時的に確認し、心嚢水の増加の有無を見なければなりません。増加傾向の場合はすぐに対応が必要です。明らかなガイドワイヤーの迷入は本幹との走行の違いにより確認することができますが、末梢の状態を確認し、普段からガイドワイヤーの先端を見る癖をつけることが大事です。

SLIDE 5

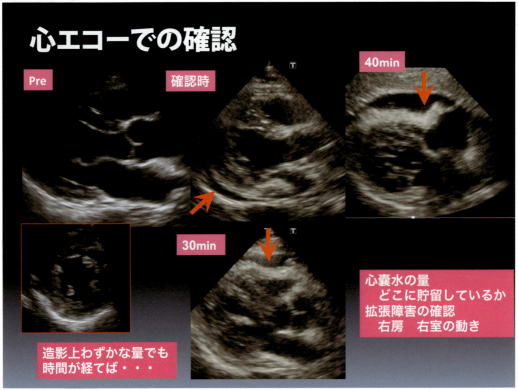

　この症例は、seg.12の末梢からの浸み出し像を確認してすぐに心エコーを行いました。治療前のエコーではまったく心嚢水はありませんでしたが、確認時には後方にごく少量の心嚢水を認めました。造影上はわずかの量であることと、心エコー上は後方に少量だったため継続して前下行枝の治療を行いました。30分後に再度心エコーを施行すると前方まで心嚢水の貯留が認められ、プロタミンで中和後、コイルにて塞栓を行いました。その時点での心エコーで明らかな拡張不全を認めています。造影上わずかな量でも時間が経てば徐々に増えていきます。心嚢水がどこに溜まっているか確認し、今回のように責任枝と一致する場合は特に早急な対応が必要になると感じさせられました。また、少量でも心タンポナーデになる可能性があるため、収縮期の右房の状態と拡張期の心室の状態を把握し、拡張不全の有無を判断しなければなりません。

SLIDE 6

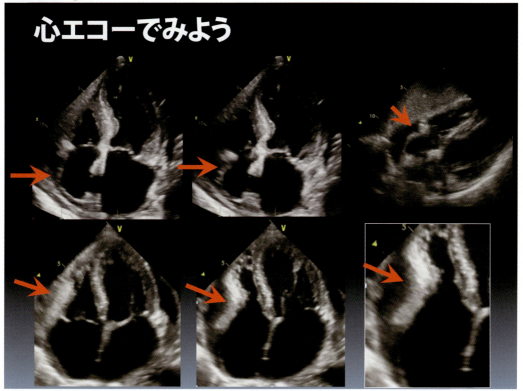

心エーでみよう

　心膜腔に血液が貯留してくると、心膜腔の内圧は上昇し、まず影響を受けるのが圧の低い右房です。右房は圧排された状態になり、拡張末期から収縮早期に虚脱が認められます。この現象を認めると心タンポナーデの徴候が現れたと判断します。さらに、心嚢水の貯留が進行すると右室が圧排され、拡張早期に虚脱を認めます。この状態になると心タンポナーデの状態です。心嚢水の量だけでは心タンポナーデとは判断できません。急激な貯留は少量でも拡張不全をきたし血液の流入障害を招くため、細かい観察が必要です。

　上段は、心尖部より描出した四腔断層像です。右房の虚脱を拡張末期から収縮期に示した画像です。心嚢水や左室の動きに目が行きがちですが、右房に注目し、中にくい込むような動きを見つければ良いのです。ただ、治療中は心尖部からの描出は困難ですが、心窩部からなら比較的容易に描出できます。下段は、右室が拡張早期に虚脱した画像です。右室が中に入り込むような画像を見れば、心嚢ドレナージの準備などの早急な対応が必要です。

　併せて血圧の呼吸性変動（奇脈）を見ましょう。吸気時に収縮期圧が10mm Hg以上下がる場合は、心タンポナーデと思うことが大切です。

SLIDE 7

ガイドワイヤーによる穿孔にいかに気が付くか

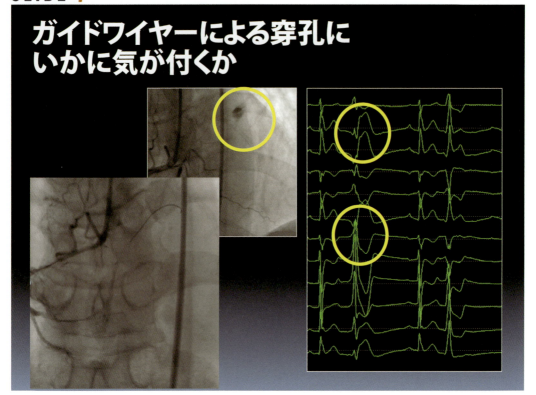

　いかに心タンポナーデを防ぐかが大切になります。われわれがガイドワイヤーを操作しているわけではないため、走行によって判断することは末梢でない限り困難です。LECTURE 2「心電図を知る。」でも述べましたが、期外収縮の出現が事前予測に役立ちます。まず、患者さんの入室時の心電図を確認しておきましょう。治療前から期外収縮が出ていないかを把握し、それ以外でガイドワイヤーの走行と一致する期外収縮が出現すれば間違いなくガイドワイヤーが心筋に当たっています。期外収縮の出現が穿孔を疑う最も早い発見の目印です。ただ、心筋に当たらず直接心嚢方向に行った場合は、期外収縮が出ない場合もあります。ちなみにこの心電図は右脚ブロックで、Ⅱ誘導で下向きですがやや浅いため、左室の心尖部寄りですがやや上側となり、ガイドワイヤーの位置とまったく一致します。

SLIDE 8

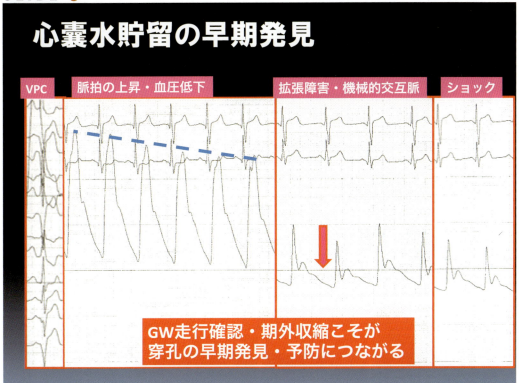

　心タンポナーデを早期発見するには、まず、ガイドワイヤーの走行が枝よりほかの方向に行っていないかを見ましょう。そして、期外収縮の出現を見逃さないようにしましょう。ガイドワイヤーの走行と一致する場所で期外収縮が出ていないかを確認します。血圧が徐々に低下してきていないかも見ましょう。呼吸性変動で収縮期圧が、10mm Hg 以上吸気時に低下していないか確認します。また、心電図の QRS 波や T 波が 1 拍ごとに高低する電気的交互脈が出現してきます。さらに、大動脈圧が低下し脈圧が小さくなり拡張期の圧が下がっていないか確認しましょう。そして、心嚢液により拡張障害や収縮力が低下し、心拍出量が低下し機械的な交互脈（1 拍ごとに圧が上がったり下がったりする）になっていないか確認しましょう。この状態になると心嚢液が大量に貯留し、心臓が浮遊し振子運動をしている状態になります。さらに、進行すると血圧が維持できなくなりショックになります。冠動脈穿孔は、いかに早く気が付くかが大切です。

SLIDE 1

合併症
冠動脈内空気塞栓からの冠血流低下による心室細動

Case Report

他院にてseg.4AVに対してPCI
排尿後に気分不良そのまま意識消失。
徐脈が原因であり虚血性心疾患が誘因している
と考えられ心臓カテーテル検査となった。
CAGにて右冠動脈seg.2に冠動脈狭窄が疑わ
れさらなる精査が必要となりIVUSを行った。

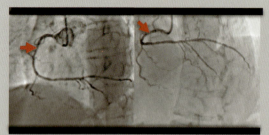

seg.2 の精査目的にて
IVUSを施行することになった

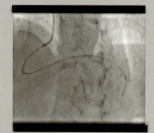

IVUS seg.3よりプルバック

プルバックを開始すると、、、

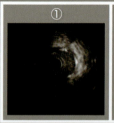 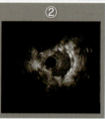 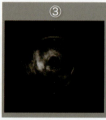

① プルバック直後から半分しか画像が描出できない
② 時折画像が描出できることもある
③ 完全に画像が描出できなくなった

プルバック直後から画像が描出できたりできなかったり。

なぜ？ IVUS画像が描出できない
【原因】 ○ IVUSカテの断線 → 今回のような"描出されたりされなかったり"の
○ 装置の不具合　　状況では考えにくい

➡ この場合の原因は **IVUSカテ内のairの可能性が高い！**

IVUSカテは、
超音波プローブを覆っている
シース内を使用前に
ヘパリン入り生理食塩水で
満たす必要がある。

IVUSの超音波プローブ部分に
空気がある場合は超音波は空気を通さないため
画像描出が不可能となる。

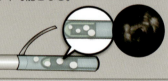

IVUSカテ内腔は細いためヘパリン入り生理食塩水で満たす際は
慎重に注入しないと空気を完全に抜くことができない。

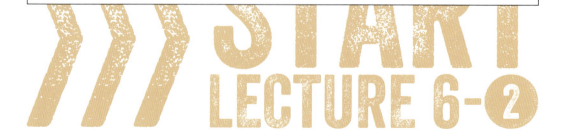

START LECTURE 6-②

SLIDE 2

本症例の最大の反省点！ 「少しのairなら大丈夫か・・・」

冠動脈内でフラッシュ

④ 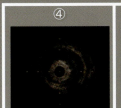 ⑤ 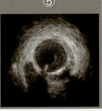 ⑥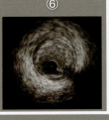

④ フラッシュ中
⑤ 綺麗に画像が描出できるようになった
⑥ 血管内腔が白くモヤモヤ像が認められるようになった

なにかが起こってる!!
"白いモヤモヤ像?!"
直後 心電図 II・III・aVF 誘導 ST上昇 ＋ 徐脈

そして、、、 **心室細動**

- フラッシュした空気が冠動脈内で塞栓し冠血流がなくなった。
- 白いモヤモヤ＝血流が滞り血球エコーが認められた。
  ST上昇・徐脈・Vf＝虚血による心電図変化。

振り返り

準備が整っていなかった
IVUSカテの準備の段階で充分にair抜きができていなかった。

【準備方法】
- ヘパリン入り生理食塩水はゆっくりフラッシュ（目安 1ml/10sec）する。
- フラッシュしながらIVUSプローブをシース内でゆっくり抜き差しする。
- 充分にフラッシュした後に、カテーテルの鞘内でプローブを回転させ画像を確認しながら画像にAir像が認められないことを確認する。

冠動脈内でフラッシュすべきではなかった
狭窄がある冠内にIVUSカテも挿入されている。
そのため冠血流は緩徐になっている。
その状態で少量であっても冠動脈内に空気が入ると、
血流で押し出すことができず血管内で留まってしまう（空気塞栓）。

対処が遅かった
心室細動に至るまでに、血球エコー・ST上昇・徐脈が認められた。
この時点でIVUSカテを冠動脈内より抜去し血流を増量および冠動脈内ヘパリン入り生理食塩水フラッシュにより塞栓を起こしている空気を排出させる必要があった。

LECTURE 6 合併症を知る。

❷ 冠動脈内空気塞栓からの冠血流低下による心室細動

SLIDE 1

Case Report

PCI中に発生した大動脈弁逆流によるショック症例

70代男性、労作時呼吸困難、心不全により入院
高血圧症、糖尿病、脂質異常症、腎機能低下
陳旧性心筋梗塞、3枝に対してPCI歴あり
心機能低下あり（LVEF=35%、LVDd=65mm）

seg.3：CTO（慢性完全閉塞）に対するPCI

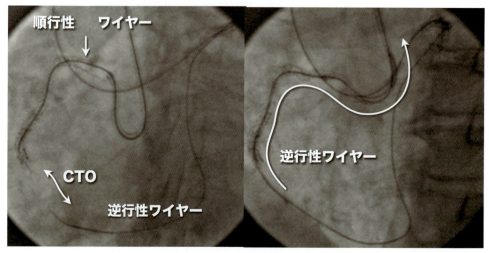

① LCAガイディングカテーテル バックアップタイプ
　RCAガイディングカテーテル アンプラッツタイプ
② CTOに対して、順行性と逆行性の両方向からアプローチ
③ 逆行性ワイヤーがCTOを通過
④ 順行性からステントを留置して終了

ST低下、血圧低下、意識レベル低下
胸骨圧迫、IABP挿入

何が起こった？

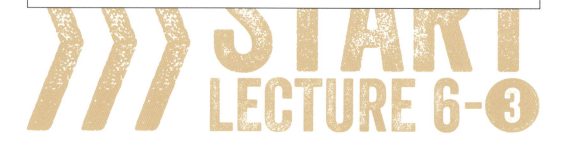

SLIDE 2

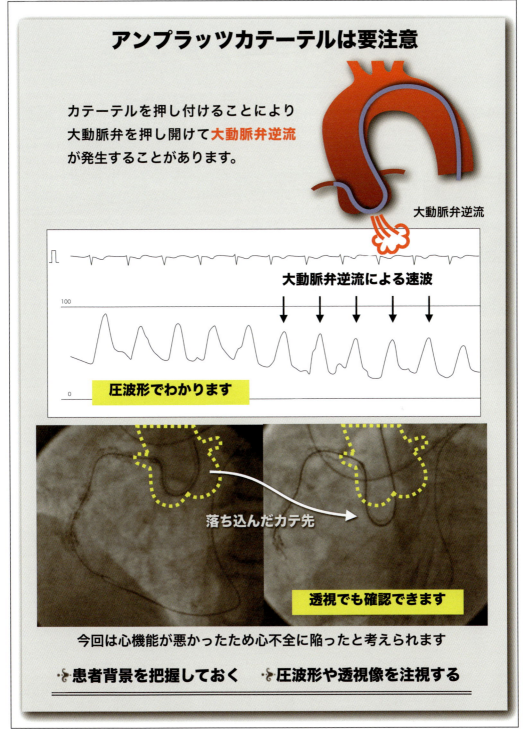

SLIDE 1

いつでもモニタリングを

入室〜開始	消毒 → ヨードアレルギー 穿刺 → ワゴトニー 局麻 → キシロカインショック	シース挿入 → 血管損傷 ヘパリン投与 → 出血、HIT
造影前	フラッシュ → 空気混注 入口部病変によるウェッジ カテ先攣縮によるウェッジ	カテーテルのdeep engage 器具の進展 → 塞栓症、不整脈
造　影	硝酸薬による血圧低下 造影剤過多による虚血	冠動脈解離、空気混注 造影剤ショック
治　療	器具挿入、側枝閉塞、slow flow、再灌流障害、冠動脈解離や 穿孔などによる虚血や重症不整脈、時に心筋梗塞の発症	
治療後	感染、穿刺部の出血や血腫、後腹膜出血 動静脈瘻、造影剤腎症 放射線障害（皮膚壊死、潰瘍）	

　患者さんが入室したそのときからさまざまな危険が潜んでいます。入室後はまず血圧、心電図、パルスオキシメータを記録しましょう。ここで記録した数値や波形はその患者さんのコントロールとなり、術中はそれとの比較が重要となります。そのため、心電図はつけて満足するのではなくノイズの少ない正確な波形を記録するように心掛けます。

　「STが低下している！　虚血が起こっているの？」しかし、もともとSTが下がった心電図であれば特に問題はないはずです。血圧を測定すると「85/50、これは大丈夫なの？」ということもあるかも知れませんが、入室時の血圧が「95/55」だったら問題はなさそうです。しかし、入室時が「165/90」だったら異常かも知れません。つまり、コントロールを知っておくことがいかに大事か、ということです。

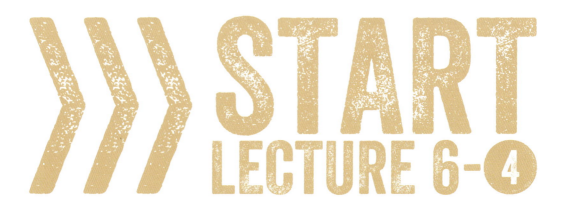

START LECTURE 6-④

SLIDE 2

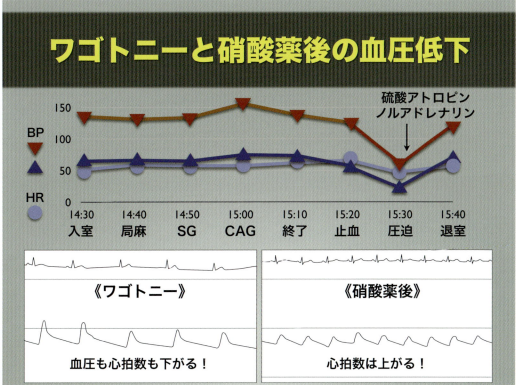

　痛み刺激などにより副交感神経が優位の状態になると迷走神経反射が起こります。この迷走神経反射をワゴトニーといいます。徐脈や血圧低下に伴う生あくび、冷汗、気分不良、吐き気などのプレショック症状が特徴で、心停止や失神を伴うこともあります（迷走神経性発作：vagal attack）。一過性で終わることもありますが、遷延する場合は副交感神経の作用を抑制する硫酸アトロピンの投与を、血圧の低下が著しい場合は昇圧剤の投与を行います。局所麻酔や穿刺時の痛みはもちろん、不安や緊張で起こることもありますから、入室してカテーテル寝台に乗ればただちにモニタを装着することが大事です。また、スライドで示した症例のように圧迫による痛みによっても起こるため、病棟帰室後でも起こり得ることを念頭に置く必要があります。常に「何か起こるかも」の気持ちをもって望むことです。

　冠動脈造影を行うときは硝酸薬などの血管拡張剤の投与を行いますが、絶食時間が長い朝の症例では血圧低下が著明に現れることがあります。ワゴトニーでも同じように血圧が下がりますが、ワゴトニーの場合は副交感神経が優位になることから血圧だけでなく心拍数も下がります。一方、血管拡張剤の投与では冠動脈以外の動脈や静脈血管も拡張するために心臓へ還ってくる血液量が減少し、減少した血液量を補うために心拍数は増加します。このように、心拍数の増減が両者の参考になります。

SLIDE 3

造影剤アレルギーの兆候を見逃さない

造影直後は要注意!!

掻痒感、悪寒・戦慄	咳が出始める、声がかすれる	腹痛、便意
＝	＝	＝
アナフィラキシー前駆症状かも	気管れん縮、喉頭浮腫	消化管浮腫

- 急性副作用
- 用量依存性副作用
- 遅発性副作用 → 病棟に帰ってからも注意を怠らない
- 血管外漏出　　　利尿により造影剤を迅速に排泄させる

「軽症だから大丈夫」という油断は禁物！　**重症化の前触れかも…**
アナフィラキシー様反応の発生と造影剤投与量とは無関係　**1 ml でも起こる！**

　造影剤の投与によりアレルギーが起こることがあります。掻痒感や発疹、吐き気などの軽いものからショックに至る重症のものまであります。軽症の場合でも重症化の前触れのこともあり注意が必要です。掻痒感だけでなく息苦しさや便意などの訴えがないかを観察します。また、遅発性を呈することもありますから帰室後も観察を怠らないようにします。

　造影剤アレルギーのなかでも造影剤ショックは死に至ることもある怖い副作用です。アナフィラキシーショックともいわれますが、正確には IgE という免疫グロブリンを介した反応ではないため「アナフィラキシー様反応」「類アナフィラキシーショック」「アナフィラキトイド反応」などと呼ばれます。IgE を介さないため造影剤の曝露経験とは関係なく発症し、IgE の働きを阻害する薬を使っても効果がありません。挿管や心肺蘇生が必要な場合もあります。造影剤投与の最初の数分間が最も気を付けないといけない時間です。

SLIDE 4

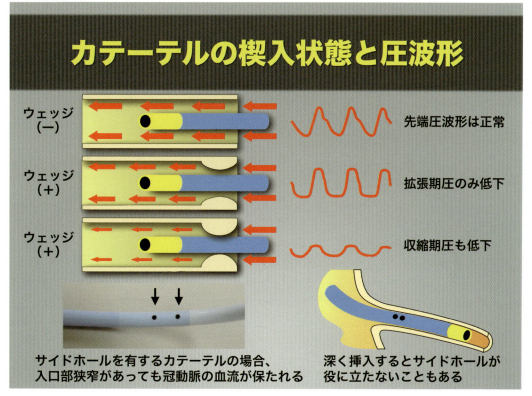

　手技中は常にカテーテル先端圧をモニタリングします。狭窄やスパスムなどで冠動脈入口部の内腔が細い場合、そこにカテーテルがエンゲージすると大動脈圧が冠動脈内に伝わりにくくなります。その状態を楔入（ウェッジ）といいます。ウェッジ状態が軽い場合は拡張期圧のみが低下しますが、ウェッジ状態が高度になると収縮期圧も低下します。冠動脈は拡張期に多くの血液が流れるため、軽いウェッジ状態でも虚血になってしまう危険性があります。軽度のウェッジ状態の場合は、心電図で虚血の徴候がなければそのまま手技を続けることもありますが、冠動脈造影により入口部を損傷する危険性があり望ましくはありません。ウェッジ状態が改善されない場合は、カテーテルにサイドホールと呼ばれる孔があるタイプを使用することもあります。サイドホールにより虚血は改善されますが、孔から造影剤が漏れるために造影剤使用量の増加と造影性の低下が見られます。また、サイドホールの位置によっては、カテーテルを深く挿入したときにサイドホールが役に立たないこともあります。

SLIDE 5

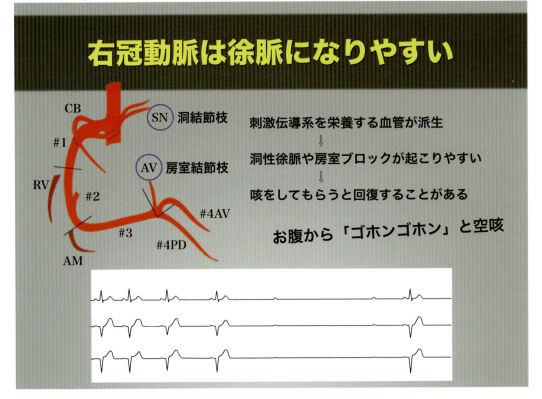

　刺激伝導系の多くが右冠動脈によって栄養されています。そのため、右冠動脈が虚血になると徐脈になることがあります。造影を行うだけで一過性に徐脈になることもありますが、治療に伴う徐脈の場合は遷延する場合があります。お腹から「ゴホンゴホン」と空咳をすることで回復することがありますが、戻りが悪い場合や繰り返し起こる場合は一時ペーシングカテーテルを挿入します。

　洞結節枝は右冠動脈だけでなく左回旋枝から派生することもあります。どちらから派生しているのか、あるいは両方から派生しているのか、それにより徐脈が起こるリスクが変わってきます。本幹だけでなく分岐血管にも注意を払うことが大事です。

SLIDE 6

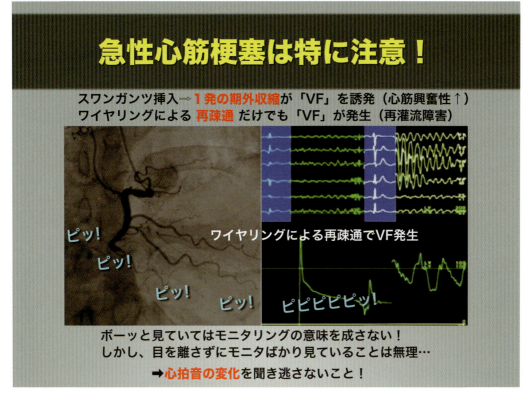

心臓電気生理学的検査を経験している方はよくご存じだと思いますが、虚血がなければ"R on T"でも意外に心室細動は誘発されません。しかし、心筋の興奮性が高まっている急性心筋梗塞のときは別です。カテーテルやガイドワイヤーが当たることにより発生する一発の心室性期外収縮でも簡単に心室細動が誘発されるため、カテーテルやガイドワイヤーの動向には注意を払います。リスクがある操作のときはモニタを注視しますが、目を離さずにモニタばかり見ていることは現実的ではありません。そこで、常に心拍音を意識のなかに入れるように心掛けます。心拍音の変化を聞き逃さないように、音が不規則に聞こえた場合にすぐに反応できれば早期発見に役立ちます。

WORD

▶促進型心室固有調律（accelerated idioventricular rhythm：AIVR）
急性心筋梗塞の再灌流時に、心室筋自動能が亢進することにより起こる。心拍数は100回/分前後で血行動態は安定していることが多く、通常は治療をしなくても自然に戻る。以前は「slowVT」と呼ばれていた。

SLIDE 7

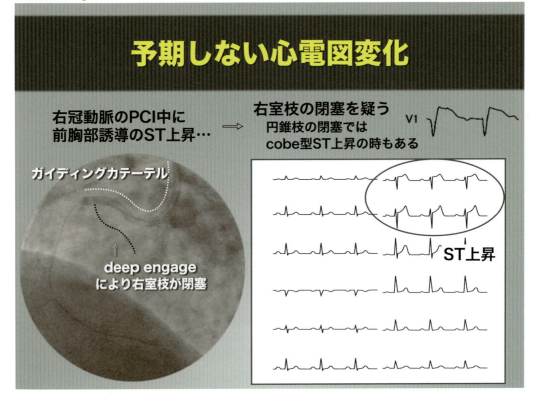

　治療部位に関連した誘導の心電図変化には気が付きやすいのですが、関連しない誘導でもSTが上昇する場合があります。右冠動脈の治療中に前胸部誘導のSTが上昇すれば、バルーニングやカテーテルを深く挿入したことにより右室枝が閉塞している可能性が考えられます。特に円錐枝は右室流出路を栄養していることもあり、虚血によりブルガタ症候群に見られるcobe型のST上昇を呈することがあります。この心電図が見られた場合は心室細動を惹起することがあり注意が必要です。

　左冠動脈の治療中にⅡ、Ⅲ、aVF誘導のST上昇が見られれば右冠動脈の空気塞栓を疑います。右冠動脈開口部は解剖学的に腹側にあるため、軽い空気は右冠動脈に流れ込みやすくなります。

　バルーニング中は胸痛や心電図変化があり誰もが注視しますが、バルーン収縮後もホッとせずにモニタを注目します。バルーンを収縮させたにもかかわらずSTの上昇が戻らない場合、末梢塞栓によりslow flowが起こっていたり、側枝が閉塞したかも知れません。また、いったん回復したSTが再上昇した場合は急性冠閉塞も考えられます。バルーン収縮と同時に血圧が急激に低下した場合は冠動脈穿孔（破裂）の可能性があり、補助循環や心嚢穿刺の準備などの対応が必要になります。常に広い視野をもって見逃しがないように心掛けたいものです。

SLIDE 8

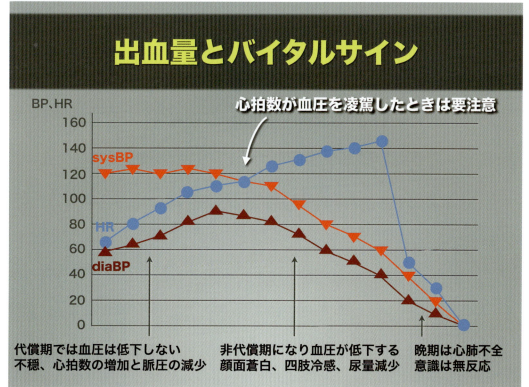

　最後にぜひ知ってもらいたいのですが、出血していると循環血液量が減少しますが、代償機能が働くため血圧はすぐには低下しません。しかし、心拍数が上昇して血圧の値を超えていく頃に非代償期となり血圧が低下していき、最後は心拍数も下がります。つまり、低血圧が起こったときはかなりの出血があるということです。心臓カテーテルにおいても後腹膜出血は外観上発見されにくいため、こういったことを知っていれば早期に発見することが可能となりますので、ぜひ知っておいてください。

　安全にPCIを遂行するには、"まず知る"ことです。知ることにより"危険を予測"できます。危険が予測できれば事前に対応することにより"不測の事態を回避"できます。万が一不測の事態が発生しても"迅速に対応"できます。知らなければ何もできない！　何をすればよいかわからない！　でも、知っているだけではダメ！　実際に行動できることが大事です！　そして、何よりも常にモニタリングを怠らないことです。

LECTURE 7

実録！PCIの一症例

演者：野崎暢仁

【撮影協力：新生会 総合病院 高の原中央病院】
施行医：長江啓二（医師）／アシスタント：野崎暢仁（臨床工学技士）
スタッフ：岡本典子（看護師）・清水岳史（診療放射線技師）・柳田開成・日高英亮（臨床工学技士）
撮影：諸岡祐哉（臨床工学技士） ※敬称略

LECTURE7では、実症例を1本のVTRにまとめました。他施設のやりかたをみることによって自施設のやりかた、スタッフの動きなど、カテーテル室スタッフの皆さんで話し合うきっかけになればと思います。このVTRが決して正解ではありません。それぞれの施設にあったやりかたを話し合ってください。また、本症例の経過記録を掲載しています。ところどころ穴あきになっていますので、穴埋めにチャレンジして症例の理解を深めてみましょう！

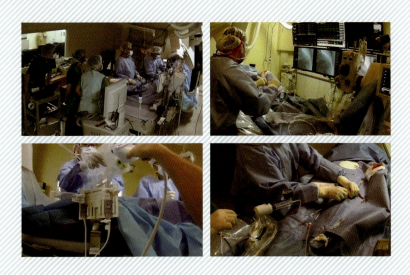

動画の視聴方法は10ページをご覧ください。

SLIDE 1

CATH REPORT　　　　　　　　　　　　　　PCI LIVE

PATIENT SUMMARY　　　　　　　　　　患者サマリー

62歳 女性

時期	目的		所見	方針	その他所見
8カ月前	緊急カテ	急性冠症候群（ACS）	seg.6 100%完全閉塞	seg.6に対してPCI（STENT）	seg.7 75%残存狭窄
1週間前	待機的CAG	前回のフォローアップ	seg.6 再狭窄なし seg.7 90%	日を改めPCIを行う	上記残存狭窄が進行
今回		待機的PCI	seg.7 90%	seg.7に対してPCI	

CATH SYSTEM　　　　　　　　　　　　カテシステム

穿刺部位	動脈①【左・右：橈骨・上腕・鼠径 / 　静脈 あり・なし（ありの場合　　　　　　）】
シース	動脈③【4・5・6・7・8 Fr　　／　静脈　4・5・6・7・8 Fr】

経過記録

入室時バイタル	HR【 67 】ECG【洞調律 PVC】BP【155/70】SpO2【 99 】
薬剤	局所麻酔剤④【　　　　　】抗凝固剤⑤【ヘパリン・その他（　　　）】【　　　単位】
穿刺部トラブル	⑥なし・あり【血管攣縮 ・ 穿刺部変更 ・ 血腫 ・ 狭窄 ・ その他】
酸素投与	⑦なし・あり【 2 L／分 （カニューラ・マスク・リザーバー・人工呼吸器）】

00:00	車イスにて入室（カテ室内独歩）
00:01	タイムアウト
00:02	酸素投与開始
00:03	局所麻酔
00:04	穿刺開始
00:05	シース挿入
00:06	⑧【造影カテ・ガイディングカテ】挿入

消毒
スプレー式の消毒は迅速に消毒が行えることが最大のメリットで、緊急時・急変時には効果を発揮します。また消毒剤の削減にもつながります。

タイムアウト
心カテは患部が外から確認できません。また、複数カテ室がある施設では同時進行でカテ出しする場合もあり患者誤認については注意が必要です。患者入室時の名前相互確認とタイムアウトにて患者を確認することが望ましいです。確認内容は患者氏名・検査治療目的・穿刺部位・検査治療内容・特に注意すべき点などです。

SLIDE 2

経過記録

00:07	抗凝固剤投与	ヘパリン 8000u-iA
00:08	血圧 **146/88** ECG 2段脈	
00:09	ニトロール投与 LCA ⑨【　　mg-ic】	
00:10	CAG ⑩【 LCA ・ RCA 】	
00:11	⑪【 LAD ・ D ・ LCX 】ガイドワイヤー 挿入	
00:12	IVUS挿入	
00:13	IVUS施行	症状 ⑫【 なし・あり 】
00:14	⑬【 LAD ・ D ・ Lcx 】ガイドワイヤー 追加	
00:15	⑭【seg.　】【POBA・STENT】施行	バルーン 2.5×15 mm
	⑮【　　】atm 【　　】秒	症状 ⑯【 なし・あり 】
	上記 3 回 施行	⑰【ありの場合　　　】
00:16	⑱【seg.　】【POBA・STENT】施行	ステント 3.0×28 mm
	⑲【　　】atm 【　　】⑳秒	症状【 なし・あり 】
		㉑【ありの場合　　　】
00:17	㉒【seg.　】【POBA・STENT】施行	ステントバルーン
	㉓【　　】atm 【　　】秒	症状 ㉔【 なし・あり 】
		㉕【ありの場合　　　】
00:18	CAG	
00:19	㉖【seg.　】【POBA・STENT】施行	バルーン 2.5×15 mm
	seg.7ステント内 末梢部分	ECG変化なし
	㉗【　　】atm 【　　】秒	
00:20	㉘【seg.　】【POBA・STENT】施行	バルーン 4.0×8 mm
	seg.7ステント内 中枢部分	
	㉙【　　】atm 【　　】秒	
00:21	CAG	

IVUS計測結果

病変中枢
血管径 4.4*4.6 mm
内腔径 3.2*4.3 mm

病変部
血管径 3.1*3.3 mm
内腔径 1.4*1.7 mm

22.6 mm

病変末梢
血管径 2.7*3.1 mm
内腔径 1.8*2.5 mm

症状・ECG変化
病棟帰室後に治療の時と同様の症状やECG変化が認められた場合、急性再閉塞が疑われます。詳細に記録しておきましょう。

経過記録に"何気圧"で拡張したっているの？？
万一、再狭窄した場合に再治療の際、ステントがどこまで拡がっているのかが必要になる場合もあります。最終的に何気圧で拡張したというのは記録しておきましょう。

LECTURE 7 実録！PCIの一症例

SLIDE 3

経過記録

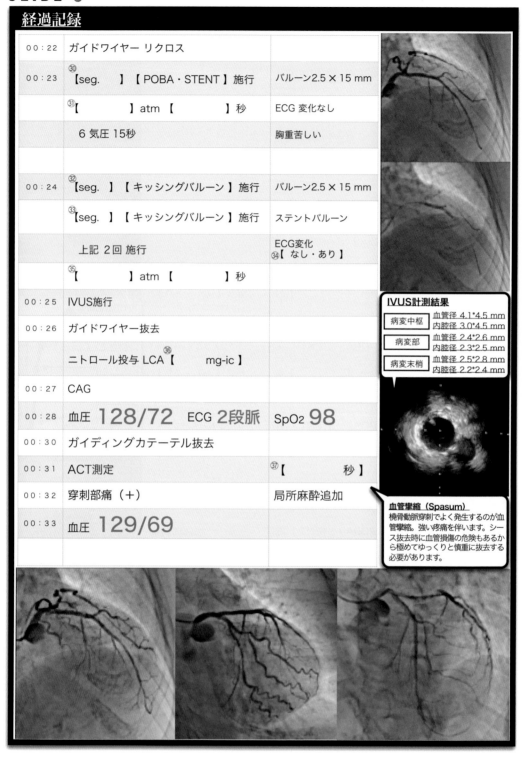

00:22	ガイドワイヤー リクロス		
00:23	㉚【seg.　】	【POBA・STENT】施行	バルーン 2.5×15 mm
	㉛【　　】atm【　　　】秒		ECG 変化なし
	6 気圧 15秒		胸重苦しい
00:24	㉜【seg.　】	【キッシングバルーン】施行	バルーン 2.5×15 mm
	㉝【seg.　】	【キッシングバルーン】施行	ステントバルーン
	上記 2 回 施行		ECG変化 ㉞【なし・あり】
	㉟【　　】atm【　　　】秒		
00:25	IVUS施行		
00:26	ガイドワイヤー抜去		
	ニトロール投与 LCA【㊱　mg-ic】		
00:27	CAG		
00:28	血圧 128/72　ECG 2段脈		SpO₂ 98
00:30	ガイディングカテーテル抜去		
00:31	ACT測定		㊲【　　秒】
00:32	穿刺部痛（＋）		局所麻酔追加
00:33	血圧 129/69		

IVUS計測結果

病変中枢	血管径 4.1*4.5 mm / 内腔径 3.0*4.5 mm
病変部	血管径 2.4*2.6 mm / 内腔径 2.3*2.5 mm
病変末梢	血管径 2.5*2.8 mm / 内腔径 2.2*2.4 mm

血管攣縮（Spasum）
橈骨動脈穿刺でよく発生するのが血管攣縮。強い疼痛を伴います。シース抜去時に血管損傷の危険もあるから極めてゆっくりと慎重に抜去する必要があります。

SLIDE 4

経過記録

00:34	シース抜去 止血デバイス使用	㊳【　　　mmHg】
00:35	シーネ固定	
00:36	胸部症状は治まってきた	
00:37	車イス移乗	
00:38	申し送り 退室 病棟帰室	

止血デバイスの工夫
止血デバイスに圧迫圧、圧迫開始時間を書いています。圧迫解除は時間をかけてゆっくり行うため勤務交代などでカテ室から病棟、病棟スタッフ間での伝達漏れなどを防ぐことができます。

カテ室から病棟への移動手段
約8割の施設が車イス・約1割がストレッチャー・独歩も約1割のようです。（2016 WCCM 調べ）

CATH SUMMARY　　カテサマリー

seg.7 90%狭窄に対してPCI

　左橈骨動脈を穿刺し6Frシースを挿入した。シース挿入時の抵抗が強くまた疼痛も訴えられたため血管攣縮が発生していたものと思われる。慎重にシース挿入を試み目的の長さまで挿入することができた。シース側枝より逆血確認を行ったが問題なかった。
　ガイディングカテーテルを進めて抗凝固剤を投与、ニトロ投与しCAGを行った。ガイドワイヤーをLADおよびD1に挿入した後、病変を確認しIVUSを行った。以上の検査より予定通り同部位に対してPCIを行う方針とした。またIVUSにて血管径・病変長などを詳細に計測した。
　治療はまずセミコンバルーン 2.5×15 mmにて病変部を拡張し、その後ステント 3.0×28 mmを留置、ステント末梢部分をセミコンバルーン 2.5×15 mmにて8気圧の後拡張を行った。続いてノンコンバルーン 4.0×8 mmにてステント中枢部分を後拡張した。D1に挿入しているガイドワイヤーをいったん抜去しLADへ、LADに挿入していたガイドワイヤーをステントストラット越しにD1へ挿入した。続いてセミコンバルーン2.5×15 mmをD1へ挿入を試みたが、ステントストラットにてバルーンを挿入することが困難だったため、ガイドワイヤーをリクロスした。その後に再度セミコンバルーン 2.5×15 mmをD1に挿入を試み、抵抗なく挿入することができD1入口部でバルーン拡張しストラットを広げた。続いてステントバルーンを挿入し、LADとD1のキッシングバルーンテクニック（KBT）を行った。CAGにてLADおよびD1は良好な血流があることを確認しIVUSにて血管内診断を行った。ステントの良好な拡張を確認しガイドワイヤーを抜去CAGを行った。3方向の撮影を行い良好な仕上がりであることおよび冠動脈穿孔などの合併症の問題がないことを確認し手技を終了した。PCI途中、持続する胸痛を訴えた。また心電図V1～V3にSTの上昇を認めた。退室時には胸部症状は治まりつつあるとのことだった。
　シース抜去時に穿孔部痛を認めたため局所麻酔剤を追加投与した。止血は止血デバイスを使用し200mmHgの圧力をかけてシース抜去した。

PCI結果：seg.7 90% → 0%, D1 0%　　使用造影剤量 105ml ／ 透視時間 20.2分 ／ 撮影線量 887.95mGy

経過記録内 穴埋め 解答

①左橈骨	②なし	③動脈 6	④1%キシロカイン	⑤ヘパリン	8000	⑥あり	血管攣縮	⑦あり	カニューラ	⑧ガイディングカテ
⑨2.5	⑩LCA	⑪LAD	⑫あり	⑬D	⑭7	POBA	⑮6	15	⑯あり	⑰胸重い
⑱7	STENT	⑲6	20	⑳あり	㉑胸重い	㉒7	POBA	㉓6	20	㉔あり
㉕胸重い	㉖7	POBA	㉗8	20	㉘7	POBA	㉙12	20	㉚9	POBA
㉛6	15	㉜9	㉝7	㉞なし	㉟6	10	㊱2.5	㊲195	㊳200	

【撮影協力：新生会 総合病院 高の原中央病院】
施行医：長江啓二（医師）
アシスタント：野崎暢仁（臨床工学技士）／ 看護師：岡本典子 ／ 診療放射線技師：清水岳史
臨床工学技士：柳田開成・日高英亮 ／ 撮影：諸岡祐哉（臨床工学技士）【敬称略】

LECTURE 8
略語集

略語一覧

A

AA	aneurysm ascending aorta	上行大動脈瘤
AA	aortic atresia	大動脈閉鎖
AAA	abdominal aortic aneurysm	腹部大動脈瘤
AAD	acute aortic dissection	急性大動脈解離
AAE	annulo aortic ectasia	大動脈弁輪拡張
AAO	acute arterial occlusion	急性動脈閉塞
AAS	aortic arch syndrome	大動脈弓症候群
ABE	acute bacterial endocarditis	急性細菌性心内膜炎
ABI	ankle brachial index	足関節上腕血圧比
ABPM	ambulatory blood pressure monitoring	24時間自由行動下血圧測定
Abs.PV	absence of pulmonary valve	肺動脈弁欠損症
AC	atrial circumflex branch	心房回旋枝
ACC	American College of Cardiology	米国心臓病学会
ACE	angiotensin converting enzyme	アンジオテンシン変換酵素
ACHD	adult congenital heart disease	成人先天性心疾患
ACLS	advanced cardiovascular life support	二次救命処置
ACS	acute coronary syndrome	急性冠症候群
ACT	activated clotting time	活性化全血凝固時間
ADHF	acute decompensated heart failure	急性非代償性心不全
ADL	activities of daily livings	日常生活動作
AED	automated external defibrillator	自動体外式除細動器
AF	atrial fibrillation	心房細動
AFL	atrial flutter	心房粗動
AFS	amputation free survival	大切断回避生存率
AHA	American Heart Association	米国心臓協会
AHD(ASHD)	arteriosclerotic heart disease	動脈硬化性心疾患
AHF	acute heart failure	急性心不全
AIOD	aortoiliac occlusive disease	大動脈腸骨動脈閉塞性疾患
AIVR	accelerated idioventricular rhythm	促進性心室固有調律
AKI	acute kidney injury	急性腎障害
AM	acute marginal branch	鋭縁枝
AMI	acute myocardial infarction	急性心筋梗塞
ALT	alanine aminotransferase	アラニンアミノ基転移酵素(GPT)
Aneu SV	aneurysm of sinus of Valsalva	バルサルバ洞動脈瘤
Ao	aorta	大動脈
AOD	arterial occlusive disease	動脈閉塞性疾患
AP	angina pectoris	狭心症
APC	atrial premature contraction	心房性期外収縮
APE	acute pulmonary embolism	急性肺塞栓症
APH	apical hypertrophic cardiomyopathy	心尖部肥大型心筋症
APTT	activated partial thromboplastin time	活性化部分トロンボプラスチン時間
APW	aorto-pulmonaly window	大動脈中隔欠損
AR	aortic regurgitation	大動脈弁逆流
ARB	angiotensin II receptor blocker	アンジオテンシンII受容体遮断薬
ARVD	arrhythmogenic right ventricular dysplasia	不整脈源性右室異形成
AS	aortic stenosis	大動脈弁狭窄
ASD	atrial septal defect	心房中隔欠損

ASH	asymmetric septal hypertrophy	非対称性心室中隔肥大
ASO	arteriosclerosis obliterans	閉塞性動脈硬化
ASR	aortic stenosis and regurgitation	大動脈弁狭窄兼逆流症
AST	acute stent thrombosis	急性ステント血栓症
AST	aspartate aminotransferase	アスパラギン酸アミノ基転移酵素（GOT）
ASVD	anomalous systemic venous drainage	体静脈還流異常
AT	acute stent thrombosis	急性ステント血栓症
AT	atrial tachycardia	心房頻拍
ATA	anterior tibial artery	前脛骨動脈
ATL	acute thrombotic limb ischemia	急性血栓性下肢動脈閉塞
AV	aortic valve	大動脈弁
AVD	atrioventricular dissociation	房室解離
AVF	arteriovenous fistula	動静脈瘻
AVM	arteriovenous malformation	動静脈奇形
AVNRT	atrioventricular nodal reentrant tachycardia	房室結節回帰性頻拍
AVP	aortic valve prolapse	大動脈弁逸脱
AVR	aortic valve replacement	大動脈弁置換術

B

BAV	balloon aortic valvuloplasty	バルーン大動脈弁形成術
BAV	bicuspid aortic valve	大動脈二尖弁
BES	balloon-expandable stent	バルーン拡張型ステント
BES	biolimus eluting stent	バイオリムス溶出ステント
BLS	basic life support	一次救命処置
BMI	body mass index	肥満指数
BMS	bare metal stent	金属ステント
BNP	brain natriuretic peptide	脳性ナトリウム利尿ペプチド
BPA	balloon pulmonary angioplasty	バルーン肺動脈形成術
BRS	Bioresorbable scaffold	生体吸収性スキャフォールド
BTA	below the ankle	足関節以下
BTK、BK	below the knee	膝下
BTR	bridge to recovery	心機能回復までのブリッジ
BTS	bradycardia-tachycardia syndrome	徐脈頻脈症候群
BTT	bridge to transplantation	心臓移植へのブリッジ
BVAD（BVAS）	biventricular assist device（biventricular assist system）	両心補助装置

C

C/A、CoA	coarctation of the aorta	大動脈縮窄
CA	celiac artery	腹腔動脈
CA	common atria	単心房心
CABG	coronary artery bypass graft	冠動脈バイパス術
CAD	chronic aortic dissection	慢性大動脈解離
CAD	coronary artery disease	冠動脈疾患
CAG	coronary angiography	冠動脈造影
CAL	coronary artery lesions	冠動脈病変
CAO	chronic arterial occlusion	慢性動脈閉塞
CART	controlled antegrade retrograde subintimal tracking	CTO通過テクニックのひとつ
CAS	carotid artery stenting	頸動脈ステント留置術
CAS	coronary angioscopy	冠動脈内視鏡
CAVF	coronary arteriovenous fistula	冠動静脈瘻

CAVO	common atrioventricular orifice	共同房室口症
CCE	cholesterol crystal embolization	コレステロール結晶塞栓
CCHD	cyanotic congenital heart disease	チアノーゼ性先天性心疾患
CCI	chronic coronary insufficiency	慢性冠状動脈不全
CCM	congestive cardiomyopathy	うっ血性心筋症
CCU	coronary care unit	冠動脈疾患集中治療室
CDC	Centers for Disease Control and Prevention	米国疾病予防管理センター
CDT	catheter directed thrombolysis	経カテーテル血栓溶解療法
CEA	carotid endarterectomy	頸動脈内膜剥離術
CFA	common femoral artery	総大腿動脈
CFR	coronary flow reserve	冠血流予備能
CHD	congenital heart disease	先天性心疾患
CHD	coronary heart disease	冠動脈性心疾患
CHD	continuous hemodialysis	持続血液透析
CHDF	continuous hemodiafiltration	持続血液透析濾過法
CHF	congestive heart failure	うっ血性心不全
CHF	continuous hemo-filtration	持続血液濾過
CI	cardiac index	心係数
CIA	common iliac artery	総腸骨動脈
CIN	contrast induced nephropathy	造影剤腎症
CK	creatine kinase	クレアチンキナーゼ
CKD	chronic kidney disease	慢性腎臓病
CLBBB	complete left bundle branch block	完全左脚ブロック
CLI	critical limb ischemia	重症下肢虚血
CO	cardiac output	心拍出量
COPD	chronic obstructive pulmonary disease	慢性閉塞性肺疾患
CP	constrictive pericarditis	収縮性心膜炎
CPAOA	cardiopulmonary arrest on arrival	来院時心肺停止
CPAP	continuous positive airway pressure	持続陽圧換気
CPR	cardio-pulmonary resuscitation	心肺蘇生法
CRBBB	complete right bundle branch block	完全右脚ブロック
CRP	C-reactive protein	C反応性蛋白
CRRT	continuous renal replacement therapy	持続的腎代替療法
CRT	cardiac resynchronization therapy	心臓再同期療法
CRT-D	cardiac resynchronization therapy defibrillator	両室ペーシング機能付き植込み型除細動器
CT	computed tomography	コンピュータ断層撮影法
CTEPH	chronic thromboembolic pulmonary hypertension	慢性血栓塞栓性肺高血圧
CTR	cardiothoracic ratio	心胸郭比
CTO	chronic total occlusion	慢性完全閉塞
CVD	cardiovascular disease	心血管疾患
CVP	central venous pressure	中心静脈圧

D

DAA	dissecting aortic aneurysm	解離性大動脈瘤
DAPT	dual antiplatelet therapy	2剤併用抗血小板療法
DCA	directional coronary atherectomy	方向性冠動脈粥腫切除術
DCB	drug-coated balloon	薬剤被覆バルーン
DCM	dilated cardiomyopathy	拡張型心筋症
DEB	drug-eluting balloon	薬剤溶出バルーン
DES	drug eluting stent	薬剤溶出ステント

DFA	deep femoral artery	大腿深動脈
DL(HL)	dyslipidemia (hyperlipemia)	脂質異常症
DM	diabetes mellitus	糖尿病
DPTI	diastolic pressure time index	心筋酸素供給の指標
DSA	digital subtraction angiography	デジタルサブトラクション血管造影
DSE	dobutamine stress echocardiography	ドブタミン負荷心エコー検査
DTBT	door to balloon time	病院到着から初回バルーン拡張までの時間
DVD(2VD)	double vessel disease (two vessel disease)	冠動脈2枝病変
DVT	deep vein thrombosis	深部静脈血栓

E

EAP、EA	effort angina (pectoris)	労作性狭心症
EBM	evidence based medicine	科学的根拠に基づく医療
Ebs-M	Ebstein's malformation	エプスタイン奇形
ECD	endocardial cushion defect	心内膜床欠損
ECG	electrocardiogram	心電図
ECMO(ECLA)	extracorporeal membrane oxygenation (extracorporeal lung assist)	体外膜型人工肺
ECPR	extracorporeal cardiopulmonary resuscitation	体外循環式心肺蘇生
EDP	end diastolic pressure	拡張末期圧
EDV	end diastolic volume	拡張末期容積
EEM	external elastic membrane	外弾性板
EES	everolimus-eluting stent	エベロリムス溶出ステント
EF	ejection fraction	駆出率
eGFR	estimated glomerular filtration rate	推定糸球体濾過量
EH	essential hypertension	本態性高血圧
EIA	external iliac artery	外腸骨動脈
ELCA	excimer laser coronary angioplasty	エキシマレーザー冠動脈形成術
EST	early stent thrombosis	早期ステント血栓症
ESV	end systolic volume	収縮末期容積
EVR	endocardial viability ratio	心内膜生存比
EVT	endovascular treatment	血管内治療

F

FFR	fractional flow reserve	冠血流予備量比
FH	family hyperlipemia	家族性高脂血症
FL	false lumen	偽腔
FM	functional murmur	機能性心雑音
FMD	fibromuscular dysplasia	線維筋性異形成異常
FPA	femoral popliteal artery	大腿膝窩動脈

G

GEA	gastroepiploic artery	胃大網動脈
GCS	Glasgow Coma Scale	グラスゴーコーマスケール(意識レベル評価)

H

hANP	human atrial natriuretic peptide	ヒト心房性ナトリウム利尿ペプチド
HCM	hypertrophic cardiomyopathy	肥大型心筋症
HCVD	hypertensive cardiovascular disease	高血圧性心血管症
HD	hemodialysis	血液透析
HDF	hemodiafiltration	血液濾過透析

HDL-C	high density lipoprotein cholesterol		高比重リポ蛋白コレステロール
HF	heart failure		心不全
HF	hemofiltration		血液濾過
H-FABP	heart type fatty acid binding protein		ヒト心臓由来脂肪酸結合蛋白
HHD	hypertensive heart disease		高血圧性心疾患
HIT	heparin induced thrombocytopenia		ヘパリン起因性血小板減少症
HNCM	hypertrophic nonobstructive cardiomyopathy		肥大型非閉塞性心筋症
HOCM	hypertrophic obstructive cardiomyopathy		肥大型閉塞性心筋症
HR	heart rate		心拍数
NSAIDs	nonsteroidal ant-iinflammatory drugs		非ステロイド系抗炎症薬
HTN、HT	hypertension		高血圧
HVD	hypertensive vascular disease		高血圧性血管疾患

I

IABP	intra aortic balloon pumping	大動脈内バルーンパンピング
ICD	implantable cardioverter defibrillator	植込み型除細動器
ICE	intracardiac echocardiography	心腔内超音波
ICM	idiopathic cardiomegaly	特発性心拡大
ICM	ischemic cardiomyopathy	虚血性心筋症
ICS	iliac compression syndrome	腸骨静脈圧迫症候群
ICT	intracoronary thrombolysis	冠動脈血栓溶解療法
IE	infective endocarditis	感染性心内膜炎
IEM	internal elastic membrane	内弾性板
iFR	instantaneous wave-free ratio	瞬時血流予備量比
IHD	ischemic heart disease	虚血性心疾患
IIA	internal iliac artery	内腸骨動脈
IMA(ITA)	internal mammary artery(internal thoracic artery)	内胸動脈
IMD	idiopathic myocardial disease	特発性心筋症
IRBBB	incomplete right bundle branch block	不完全右脚ブロック
ISA	incomplete stent apposition	ステント不完全圧着
ISDN	isosorbide dinitrate	硝酸イソソルビド
ISO	instent occlusion	ステント内閉塞
ISR	instent restenosis	ステント内再狭窄
IVC	inferior vena cava	下大静脈
IVCF	inferior vena cava filter	下大静脈フィルター
IVUS	intravascular ultrasound	血管内超音波

J

JCS	Japan Coma Scale	ジャパンコーマスケール(意識レベル評価)

K

KBT	kissing balloon technique	キッシングバルーンテクニック
KGT	King Ghidorah technique	キングギドラテクニック

L

LA	left atrium	左心房
LAD	left anterior descending artery	左前下行枝
LAD	left axis deviation	左軸変位
LAO	left anterior oblique	左前斜位
LAP	low attenuation plaque	低輝度減衰粥腫

LCA	left coronary artery	左冠動脈
LCC	left coronary cusp	左冠尖
LCP	lipid core plaque	脂質コアプラーク
LCX	left circumflex artery	左回旋枝
LDH	lactate dehydrogenase	乳酸脱水素酵素
LDL-C	low density lipoprotein cholesterol	低比重リポ蛋白コレステロール
LGL-S	Lown-Ganong-Levine syndrome	LGL症候群
LHF	left heart failure	左心不全
LISA	late incomplete stent apposition	遅発性ステント不完全圧着
LMT、LM	left main trunk	左冠動脈主幹部
LMTD	left main trunk disease	左冠動脈主幹部病変
LOS	low output syndrome	低心拍出量症候群
LP	late potential	遅延電位
LST	late stent thrombosis	遅発性ステント血栓症
LV	left ventricle	左心室
LVAD（LVAS）	left ventricular assist device（left ventricular assist system）	左心補助装置
LVG	left ventriculography	左室造影
LVH	left ventricular hypertrophy	左心室肥大

M

MACCE	major adverse cardiac and cerebrovascular events	主要有害心脳血管イベント
MACLE	major adverse cardiovascular and limb events	主要有害心血管下肢イベント
MACE	major adverse cardiac events	主要有害心血管イベント
MAE	major adverse events	主要有害事象
MALE	major adverse limb events	主要有害下肢イベント
MAPCA	major aorto pulmonary collateral artery	主要大動脈肺動脈側副動脈
MCLS	mucocutaneous lymphnode syndrome	皮膚粘膜リンパ節症候群（川崎病）
MIH	multiple inter-strut hallow	ステントストラット間の多数の窪み
MI	myocardial infarction	心筋梗塞
MICS	minimally invasive cardiac surgery	低侵襲心臓手術
MLA	minimal lumen area	最小血管断面積
MLD	minimal lumen diameter	最小血管径
MNMS	myonephropathic metabolic syndrome	筋腎代謝症候群
MOF	multiple organ failure	多臓器不全
MR	mitral regurgitation	僧帽弁逆流
MRI	magnetic resonance imaging	磁気共鳴画像
MS	mitral stenosis	僧帽弁狭窄症
MSA	minimal stent area	最小ステント面積
MSR	mitral stenosis and regurgitation	僧帽弁狭窄兼逆流
MVP	mitral valve prolapse	僧帽弁逸脱
MVP	mitral valve plasty	僧帽弁形成術
MVR	mitral valve replacement	僧帽弁置換術

N

NA	necrotizing angitis	壊死性血管炎
NCA	neurocirculatory asthenia	神経循環無力症
NCC	noncoronary cusp	無冠尖
NCCHD	noncyanotic congenital heart disease	非チアノーゼ性先天性心疾患
NOMI	non-occlusive mesenteric ishchemia	非閉塞性腸管虚血
NQMI	non-Q wave infarction	非Q波心筋梗塞

NPPV	noninvasive positive pressure ventilation	非侵襲的陽圧換気
NSTEACS	non-ST-elevation ACS	非ST上昇型急性冠症候群
NSTEMI	non-ST-elevation acute myocardial infarction	非ST上昇型心筋梗塞
NSVT	non-sustained ventricular tachycardia	非持続性心室性頻拍
NTG	nitroglycerin	ニトログリセリン
NYHA	New York Heart Association	ニューヨーク心臓協会

O

OCT	optical coherence tomography	光干渉断層法
OFDI	optical frequency domain imaging	光干渉断層法
OHCA	out-of-hospital cardiac arrest	院外心停止
OM	obtuse marginal branch	鈍縁枝
OMI	old myocardial infarction	陳旧性心筋梗塞
OMT	optimal medical therapy	至適薬物治療

P

PA	peroneal artery	腓骨動脈
PA	pulmonary artery	肺動脈
PAC	premature atrial contraction	心房性期外収縮
PAC	pulmonary artery catheter	肺動脈カテーテル
PAD	peripheral arterial disease	末梢動脈疾患
PAF	paroxysmal atrial fibrillation	発作性心房細動
PAFL	paroxysmal atrial flutter	発作性心房粗動
PAOD	peripheral arterial occlusive disease	末梢動脈閉塞性疾患
PAPVR	partial anomalous pulmonary venous return	部分肺静脈還流異常
PAT	paroxysmal atrial tachycardia	発作性心房性頻拍
PAVF	pulmonary arteriovenous fistula	肺動静脈瘻
PCI	percutaneous coronary intervention	経皮的冠動脈形成術
PCPS	percutaneous cardioplumonary support	経皮的心肺補助
PCWP	pulmonary capillary wedge pressure	肺動脈楔入圧
PD	posterior descending artery	後下行枝
PDA	patent ductus arteriosus	動脈管開存
PE	pulmonary embolism	肺塞栓
PEA	pulmonary endarterectomy	肺動脈血栓内膜摘除術
PEA	pulseless electrical activity	無脈性電気活動
PEEP	positive end expiratory pressure	呼気終末陽圧
PES	paclitaxes-eluting stent	パクリタキセル溶出ステント
PFO	patent foramen ovale	卵円孔開存
PH	pulmonary hypertension	肺高血圧
PHB	peri medial high echoic band	中膜周囲高輝度エコー帯
PIT	pulse infusion thrombolysis	パルス注入血栓溶解療法
PLLA	poly-L-lactic acid	ポリ-L-乳酸
PLSVC	patent left superior vena cava	左上大静脈遺残
PMD	primary myocardial disease	特発性心筋症
PMDA	Pharmaceutical and Medical Devices Agency	医薬品医療機器総合機構
PMI	perioperative myocardial infarction	周術期心筋梗塞
PMI	pacemaker implatation	ペースメーカ植込み術
PMR	papillary muscle rupture	乳頭筋断裂
PN	periarteritis nodosa	結節性動脈周囲炎
POBA	plain old balloon angioplasty	古典的バルーン血管形成術
POT	proximal optimization technique	分岐部ステント近位部最適化法

PPH	primary pulmonary hypertension	原発性肺高血圧
PPI	permanent pacemaker implantation	恒久的ペースメーカ植え込み術
PPI	proton pump inhibitor	プロトンポンプ阻害薬
PPS	pure pulmonary stenosis	鈍型肺動脈弁狭窄
PR	pulmonary regurgitation	肺動脈弁逆流
PS	pulmonary stenosis	肺動脈弁狭窄
PSI	pulmonary stenosis and insufficiency	肺動脈弁狭窄兼閉鎖不全症
psi	pound per square inch	ポンド/1平方インチ
PSS	peri stent contrast staining	ステント周囲造影剤染み出し
PSVT	paroxysmal supraventricular tachycardia	発作性上室性頻拍
PTA	persistent truncus arteriosus	総動脈幹遺残
PTA	posterior tibial artery	後脛骨動脈
PTAV	percutaneous transluminal aortic valvuloplasty	バルーン大動脈弁形成術
PTCA	percutaneous transluminal coronary angioplasty	冠動脈形成術
PTCRA	percutaneous transluminal coronary rotational ablation	高速回転式冠動脈粥腫切除術(ロータブレーター)
PTE	pulmonary thromboembolism	肺血栓塞栓症
PT-INR	prothrombin time-International normalized ratio	プロトロンビン時間国際標準比
PTMC	percutaneous transluminal mitral commissurotomy	経皮的僧帽弁交連切開術
PTPA	percutaneous transluminal pulmonary angioplasty	経皮肺動脈拡張術
PTRA	percutaneous transluminal renal angioplasty	経皮的腎動脈形成術
PTS	post thrombotic syndrome	血栓後症候群
PTSMA	percutaneous transluminal septal myocardial ablation	経皮的中隔心筋焼灼術
PV	pulmonary vein	肺静脈
PVC	premature ventricular contraction	心室性期外収縮
PVD	prosthetic valve dysfunction	人工弁機能不全
PVE	prosthetic valve endocarditis	人工弁感染性心内膜炎
PVL	perivalvular leakage	人工弁周囲逆流
PVO	pulmonary vascular obstruction	肺血管閉塞性病変
PWV	pulse wave velocity	脈波伝播速度

Q

QCA	quantitative coronary angiography	定量的冠動脈造影
QCU	quantitative coronary ultrasound	定量的血管内超音波
QOL	quality of life	生活の質

R

RA	renal artery	腎動脈
RA	rest angina	安静時狭心症
RA	right atrium	右心房
RAD	right axia deviation	右軸変位
RAO	right anterior oblique	右前斜位
RAS	renin—angiotensin system	レニン・アンジオテンシン系
RBBB	right bundle branch block	右脚ブロック
RCA	right coronary artery	右冠動脈
RCC	right coronary cusp	右冠尖
RCT	randomized controlled trial	無作為比較試験
RHD	rheumatic heart disease	リウマチ性心疾患

RMI	recent myocardial infarction	亜急性心筋梗塞症
RV	right ventricle	右心室
RVAD(RVAS)	right ventricular assist device (right ventricular assist system)	右心補助装置
RVH	right ventricular hypertrophy	右心室肥大

S

SAE	serious adverse event	重篤有害事象
SAP	stable angina pectoris	安定狭心症
SAT	subacute thrombosis	亜急性血栓症
SB	septal branch	中隔枝
SB	side branch	側枝
SCA	sudden cardiac arrest	突発性心停止
SCAD	spontaneous coronary artery dissection	特発性冠動脈解離
SCD	sudden cardiac death	心臓突然死
SEMI	subendocardial infarction	心内膜下梗塞症
SES	self-expandable stent	自動拡張型ステント
SES	sirolimus eluting stent	シロリムス溶出ステント
SF	stent fracture	ステント損傷
SFA	superficial femoral artery	大腿浅動脈
SHD	structural heart disease	心構造疾患
S-ICD	subcutaneous implantable cardioverter defibrillator	完全皮下植込み型除細動器
SIE	subacute infective endocarditis	亜急性細菌性心内膜炎
SIRS	systemic inflammatory response syndrome	全身性炎症反応症候群
SMA	superior mesenteric artery	上腸間膜動脈
SMI	silent myocardial ischemia	無症候性心筋虚血
SNP	sodium nitroprusside	ニトロプルシドナトリウム
SPP	skin perfusion pressure	皮膚灌流圧
SSS	sick sinus syndrome	洞機能不全症候群
SST	subacute stent thrombosis	亜急性性ステント血栓
STEACS	ST-elevation ACS	ST上昇型急性冠症候群
STEMI	ST-elevation acute myocardial infarction	ST上昇型心筋梗塞
SV	stroke volume	1回拍出量
SV	single ventricle	単心室症
SVC	superior vena cava	上大静脈
SVD(1VD)	single vessel disease (one vessel disease)	冠動脈1枝病変
SVG	saphenous vein graft	大伏在静脈グラフト
SVT	supravalvular tachycardia	上室性頻拍症
SVT	sustained ventricular tachycardia	持続性心室性頻拍症

T

TAA	thoracic aortic aneurysm	胸部大動脈瘤
TAH	total artificial heart	全置換型人工心臓
TAO	thromboangiitis obliterans	閉塞性血栓性血管炎
TAP	tricuspid annuloplasty	三尖弁輪形成術
TAPVR	total anomalous pulmonary venous return	総肺静脈還流異常症
TAVI	transcatheter aortic valve implantation	経カテーテル大動脈弁留置術
TBI	trans brachial coronary intervention	経上腕動脈冠動脈治療
TBI	toe brachial index	足趾上腕血圧比
TCA	trans-collateral approach	経側副血行路アプローチ
TCFA	thin cap fibroatheroma	薄膜被覆線維性アテローム

TEE	transesophageal echocardiography	経食道心エコー検査
TFA	transfemoral approach	経大腿動脈アプローチ
TFI	trans femoral coronary intervention	経大腿動脈冠動脈治療
TGA	transposition of the great arteries	完全大血管転位症
TIA	transient ischemic attacks	一過性脳虚血発作
TL	true lumen	真腔
TLF	target lesion failure	標的病変不全
TLR	target lesion revascularization	標的病変再血行再建
TMVR	transcatheter mitral valve replacement	経皮的僧帽弁留置術
TnI	troponin I	トロポニンI
TnT	troponin T	トロポニンT
TOF	tetralogy of Fallot	ファロー四徴症
tPA	tissue plasminogen activator	組織型プラスミノゲン活性化因子
TR	tricuspid regurgitation	三尖弁逆流症
TRA	transradial approach	経橈骨動脈アプローチ
TRI	trans radial coronary intervention	経橈骨動脈冠動脈治療
TS	tricuspid stenosis	三尖弁狭窄症
TSI	tricuspid stenosis and intervention	三尖弁狭窄兼閉鎖不全症
TSR	tricuspid stenosis and regurgitation	三尖弁狭窄兼逆流症
TTE	transthoracic echocardiography	経胸壁心エコー検査
TTI	tension time index	心筋酸素需要の指標
TVD(3VD)	triple vessel disease(three vessel disease)	冠動脈3枝病変
TVF	target vessel failure	標的血管不全
TVR	target vessel revascularization	標的血管再血行再建

U

UAP、UA	unstable angina pectoris	不安定狭心症
UK	urokinase	ウロキナーゼ
ULMTD	unprotected left main trunk disease	非保護左冠動脈主幹部病変

V

VAP、VA	variant angina pectoris	異型狭心症
VF	ventricular fibrillation	心室細動
VF	ventricular flutter	心室粗動
VLST	very late stent thrombosis	超遅発性ステント血栓症
VOD	venoocclusive disease	静脈閉塞性疾患
VPC	ventricular premature contraction	心室性期外収縮
VSA	vasospastic angina	血管攣縮性狭心症
VSD	ventricular septal defect	心室中隔欠損症
VSP	ventricular septal perforation	心室中隔穿孔
VT	ventricular tachycardia	心室頻拍
VTE	venous thromboembolism	静脈血栓塞栓症

W

WPW-S	Wolff-Parkinson-White syndrome	WPW症候群

Z

ZES	zotarolimus eluting stent	ゾタロリムス溶出ステント

**WCCMのコメディカルによるコメディカルのための
「PCIを知る。」セミナー**
—つねに満員・キャンセル待ちの大人気セミナーが目の前で始まる！

2016年11月20日発行　第1版第1刷©
2023年 6月10日発行　第1版第8刷

編　著　西日本コメディカル
　　　　カテーテルミーティング

発行者　長谷川 翔

発行所　株式会社メディカ出版
　　　　〒532-8588
　　　　大阪市淀川区宮原3-4-30
　　　　ニッセイ新大阪ビル16F
　　　　http://www.medica.co.jp/

編集担当　出路賢之介
編集協力　creative studio ウィルベリーズ
装　幀　市川 竜
イラスト　ホンマヨウヘイ
印刷・製本　株式会社シナノパブリッシングプレス

本書の複製権・翻訳権・翻案権・上映権・譲渡権・公衆送信権（送信可能化権を含む）は、（株）メディカ出版が保有します。

ISBN978-4-8404-6117-7　　　　　　　　　　　　　　　Printed and bound in Japan

当社出版物に関する各種お問い合わせ先（受付時間：平日9：00〜17：00）
●編集内容については、編集局 06-6398-5048
●ご注文・不良品（乱丁・落丁）については、お客様センター 0120-276-115